Nadine Messerli-Bürgy

Das Essverhalten

Nadine Messerli-Bürgy

Das Essverhalten

Überprüfung eines
neuropsychophysiologischen Modells
anhand einer Patientenpopulation mit
Essverhaltensstörungen und
Gewichtsveränderungen

Südwestdeutscher Verlag für Hochschulschriften

Impressum/Imprint (nur für Deutschland/ only for Germany)
Bibliografische Information der Deutschen Nationalbibliothek: Die Deutsche Nationalbibliothek verzeichnet diese Publikation in der Deutschen Nationalbibliografie; detaillierte bibliografische Daten sind im Internet über http://dnb.d-nb.de abrufbar.
Alle in diesem Buch genannten Marken und Produktnamen unterliegen warenzeichen-, marken- oder patentrechtlichem Schutz bzw. sind Warenzeichen oder eingetragene Warenzeichen der jeweiligen Inhaber. Die Wiedergabe von Marken, Produktnamen, Gebrauchsnamen, Handelsnamen, Warenbezeichnungen u.s.w. in diesem Werk berechtigt auch ohne besondere Kennzeichnung nicht zu der Annahme, dass solche Namen im Sinne der Warenzeichen- und Markenschutzgesetzgebung als frei zu betrachten wären und daher von jedermann benutzt werden dürften.

Verlag: Südwestdeutscher Verlag für Hochschulschriften Aktiengesellschaft & Co. KG
Dudweiler Landstr. 99, 66123 Saarbrücken, Deutschland
Telefon +49 681 37 20 271-1, Telefax +49 681 37 20 271-0, Email: info@svh-verlag.de
Zugl.: Bern, Universität Bern, Diss., 2006

Herstellung in Deutschland:
Schaltungsdienst Lange o.H.G., Berlin
Books on Demand GmbH, Norderstedt
Reha GmbH, Saarbrücken
Amazon Distribution GmbH, Leipzig
ISBN: 978-3-8381-0776-9

Imprint (only for USA, GB)
Bibliographic information published by the Deutsche Nationalbibliothek: The Deutsche Nationalbibliothek lists this publication in the Deutsche Nationalbibliografie; detailed bibliographic data are available in the Internet at http://dnb.d-nb.de.
Any brand names and product names mentioned in this book are subject to trademark, brand or patent protection and are trademarks or registered trademarks of their respective holders. The use of brand names, product names, common names, trade names, product descriptions etc. even without a particular marking in this works is in no way to be construed to mean that such names may be regarded as unrestricted in respect of trademark and brand protection legislation and could thus be used by anyone.

Publisher:
Südwestdeutscher Verlag für Hochschulschriften Aktiengesellschaft & Co. KG
Dudweiler Landstr. 99, 66123 Saarbrücken, Germany
Phone +49 681 37 20 271-1, Fax +49 681 37 20 271-0, Email: info@svh-verlag.de

Copyright © 2009 by the author and Südwestdeutscher Verlag für Hochschulschriften Aktiengesellschaft & Co. KG and licensors
All rights reserved. Saarbrücken 2009

Printed in the U.S.A.
Printed in the U.K. by (see last page)
ISBN: 978-3-8381-0776-9

Das Essverhalten

Überprüfung eines neuropsychophysiologischen Modells anhand einer Patientenpopulation mit Essverhaltensstörungen und Gewichtsproblemen

Dr. phil. Nadine Messerli-Bürgy

Das Essverhalten

Inhaltsverzeichnis

Abkürzungsverzeichnis 6

1   Einführung 7

2   **Das Essverhalten** 11
   2.1 Allgemein 11
   2.2 Störungen des Essverhaltens 12
   2.3 Krankheitsverlauf und Therapiemöglichkeiten von Essverhaltensstörungen ... 20
   2.4 Das Therapiekonzept Adifit 22

3   **Modelle des Essverhaltens** 28
   3.1 Das Drei-Komponenten-Modell 26
   3.2 Kognitive Theorie nach Bruch 29
   3.3 Externalitätstheorie 29
   3.4 Set-point Theorie 29
   3.5 Grenzmodell 30

4   **Psychologische Einflussfaktoren auf das Essverhalten** 33
   4.1 Psychische Grundbedürfnisse 33
   4.2 Konsistenzsicherung 34
   4.3 Emotionsregulation und Coping 35
   4.4 Ein neues Essverhaltensmodell 38

5   **Psychophysiologische und somatische Einflussfaktoren auf das Essverhalten** 44
   5.1 Hormonelle Steuerung 42
      5.1.1 Neuropeptid Y (NPY) und Proopriomelanocortin (POMC) 43
      5.1.2 Insulin und Leptin 43
   5.2 Steuerung durch das autonome Nervensystem 47
   5.3 Adaptation des psychologischen Essverhaltensmodell 48

6   **Fragestellungen und Hypothesen zur Modellprüfung** 50

7   **Methodik** 52
   7.1 Untersuchungsdesign und Datenerhebung 52
   7.2 Population 54
   7.3 Messinstrumente 57
      7.3.1 Psychometrie 57
      7.3.2 Die somatische, neuroendokrine und psychophysiologische Erhebung ... 65
   7.4 Operationalisierung der Faktoren 69

8 Ergebnisse ... 73

8.1 Erfassung der Modellfaktoren ... 73
  8.1.1 Allgemeines zum Datensatz ... 74
  8.1.2 Allgemeines zur Bestimmung der Einflussfaktoren im Modell ... 75
  8.1.3 Überprüfung der psychologischen Einflussfaktoren ... 77
  8.1.4 Überprüfung der neuropsychophysiologischen Einflussfaktoren ... 80
  8.1.5 Überprüfung der erweiterten Faktoranalyse zur Erfassung des Risikopotentials ... 80
8.2 Erfassung der Zusammenhänge der psychologischen Modellfaktoren ... 85
  8.2.1 Zusammenhänge auf Faktorenebene ... 85
  8.2.2 Spezifische Korrelationen auf Skalenebene ... 89

8.3 Erfassung der Zusammenhänge der neuropsychophysiologischen und psychologischen Modellfaktoren ... 108
  8.3.1 Zusammenhänge der neuroendokrinen und der psychologischen Metafaktoren ... 108
  8.3.2 Zusammenhänge der psychophysiologischen und der psychologischen Metafaktoren ... 110
  8.3.3 Zusammenhänge psychologisch-emotionaler und somatisch-neuroendokringer-psychophysiologischer Daten (auf Skalenebene) ... 115

8.4 Erfassung der Zusammenhänge der neuropsychophysiologischen Variablen .. 117
  8.4.1 Zusammenhang gewichtsspezifischer Daten und hormonell-blutchemischer Variablen ... 117
  8.4.2 Zusammenhang von hormoneller und autonomer Regulation ... 118

8.5 Unterschiede zwischen den verschiedenen BMI-Gruppen ... 121

8.6 Veränderung der Modellfaktoren im Verlauf ... 125
  8.6.1 Allgemein ... 126
  8.6.2 Vergleich von psychologischen Veränderungen bei unterschiedlichen Gewichtsausprägungen im Verlauf ... 127
  8.6.3 Vergleich der unterschiedlichen Gewichtsgruppen bezüglich somatischer Veränderungen ... 135
  8.6.4 Vergleich von psychologischen Veränderungen bei unterschiedlichen Gewichtsveränderungen im Verlauf ... 145

9 Diskussion ... 150

9.1 Faktoren des Essverhaltensmodells ... 150

9.2 Beschreibung der Einflussgrössen auf das Essverhalten und deren Zusammenhänge ... 153
  9.2.1 Emotionale Vulnerabilität ... 153
  9.2.2 Essstörungsspezifische Vulnerabilität ... 156
  9.2.3 Vermeidung ... 158
  9.2.4 Ressourcenpotential ... 159
  9.2.5 Erfolgreiche Emotionsregulation ... 159
  9.2.6 Kognitive Kontrolle ... 160

9.2.7 Körperbewertung 162
9.2.8 Leptin 164
9.2.9 Insulin und Glukose 165
9.2.10 Autonomes Nervensystem 167
9.2.11 Verbindung der psychophysiologischen, neuroendokrinen und psychologischen Faktoren 168

9.3 Unterschiede in den Faktoren zwischen verschiedenen BMI-Gruppen 172

9.4 Veränderung der Modellfaktoren im Therapieverlauf 172
    9.4.1 Unterschiedliche Gewichtsausprägung im Verlauf 176
    9.4.2 Unterschiedliche Gewichtsveränderungen im Verlauf (Therapieerfolg und Misserfolg) 178

9.5 Therapieempfehlungen 179

10 Zusammenfassung und Ausblick **181**

11 Referenzen **183**

Anhang **194**
    Tabellen 198

Abkürzungsverzeichnis

ANS	Autonomes Nervensystem
ICD-10	Internationale Klassifikation von Diagnosen der Weltgesundheitsorganisation
WHO	Weltgesundheitsorganisation
DSM-IV	Klassifikationssystem der American Psychiatric Association
EDNOS	Nicht näher bezeichnete Essstörung (engl. eating disorder not otherwise specified)
APA	American Psychiatric Association
BMI	Body Mass Index
POMC	Proopriomelanocortin
NPY	Neuropeptid Y
HPA	Hypothalamus-Hypophysen-Adrenalin-Achse
M	Mittelwert (engl. mean)
SD	Standardabweichung (engl. standard deviation)
p	Signifikanzniveau
N oder n	Grösse der untersuchten Stichprobe

1 Einführung

Die Ernährung gehört in der heutigen Zeit zu einem der wichtigsten Themen in unserer Gesellschaft. Zeitungen, Zeitschriften, Radio / TV und andere Medien beschäftigen sich intensiv damit, und beinahe täglich werden darüber neue Sendungen und Reportagen produziert und veröffentlicht. Das Thema Ernährung ist in aller Munde, die Meinungen gehen jedoch auseinander. Ernährung ist nicht gleich Ernährung. Die Presse verbindet Ernährung häufig mit Lifestyle, Diät und Fitness sowie mit Gesundheit, dementsprechend hat der Begriff der gesunden Ernährung in den letzten Jahren zunehmend an Bekanntheitsgrad gewonnen. Dass man sich gesund ernähren sollte, darüber sind sich (fast) alle einig. Aber was bedeutet das? Einschlägige Magazine setzen häufig gesunde Ernährung dem Begriff Diät gleich, dabei gelten diese Diäten als chic und trendy. Wer gesund leben will, so jedenfalls vermittelt es die Zeitschriften, sollte sich einer Diät unterziehen, um das eigene Wohlbefinden zu verbessern. Entspricht die Diät tatsächlich einer gesunden Ernährung? Die Meinungen von Fachleuten und Laien unterscheiden sich in diesem Punkt gewaltig.

Was ist Ernährung? Der Begriff Ernährung („Nutrition" oder „Feeding" im Englischen) beschreibt per Definition die Zufuhr der erforderlichen flüssigen und festen Nährstoffe zur Aufrechterhaltung der Lebensfähigkeit (Fröhlich, 2005). Ernährung hat demzufolge eine Funktion, es ist dies die Sicherung des menschlichen Überlebens. Auch heute gehört die Ernährung zu den Grundbedürfnissen der Menschen, und hat sich, dem Wandel der Zeit zutrotze, seit unseren Urvorfahren nicht verändert. Die Ernährung ist ein Muss. Wir können uns nicht einfach nicht ernähren, zumindest nicht über längere Zeit ohne mit Mangelerscheinungen und folglich Krankheitsanfälligkeiten rechnen zu müssen. Dem „Essen" können wir also nicht entfliehen, wenn wir bei Kräften bleiben wollen. Aber wie wissen wir, wann wir uns ernähren sollen? Signale sind dafür notwendig, die in Form von Impulsen in unser Bewusstsein gelangen und uns unser aktuelles körperliches Bedürfnis „sich zu ernähren" nahe bringen. Diese Signale müssen so spezifisch sein, dass wir uns unabhängig von der aktuellen Umgebung, in der wir uns gerade befinden, darauf verlassen können, dass sich diese Signale aktivieren lassen. Sie müssen so eindeutig sein, dass diese als „Ernährungssignale" identifiziert werden können. Ein hoher Anspruch bei der Vielzahl an Informationen, welche auf uns Individuen pro Sekunde einwirken. Ein

Anspruch der nur anhand von Erfahrungen gelernt sein kann? In der Frage nach der Eignung von Signalen haben sich seit Urzeiten körperliche Sensationen als sinnvolle Signalmuster für Hunger und Appetit durchgesetzt. Es sind dies komplexe Empfindungen, die etwas Triebhaftes enthalten. Dieser Trieb veranlasst uns schlussendlich bestimmte Verhaltensweisen aufzunehmen - sprich Nahrung zu suchen und sich zuzuführen - um so das durch den Triebimpuls erhöhte Erregungsniveau sowie der damit verbundene unangenehme Zustand der autonomen Aktivierung, rasch möglichst wieder zu senken und eine Form von „Wohlgefühl" oder Entspannung wiederherzustellen. Physiologische Mechanismen wie Glukose, Insulin und Leptin spielen nebst dem autonomen Nervensystem in dieser Regulation der Nahrungsaufnahme eine wichtige Rolle. Die komplexe Empfindung Appetit oder Hunger sind beim Menschen zudem in psychologisch-kognitiven Strukturen wie nahrungsbezogene Bewertungen, Vorstellungen und Gewohnheiten eingebettet (Fröhlich, 2005). Diese Bewertungen und Erwartungen spielen bei der Dysregulation der Ernährung - und damit dem eigentlichen Akt des „sich Ernährens" oder des Essverhaltens - eine zentrale Rolle. Was wird als normales und was als dysreguliertes Essverhalten bezeichnet?

Dysregulationen sind von der Norm abweichende Verhaltensänderungen, die Auffälligkeiten im Essverhalten aufweisen und zu psychischen Störungen und Veränderungen des Körpergewichts führen (Fröhlich, 2005). Störungsbilder wie Anorexia nervosa oder Bulimia nervosa gehören in diesen Bereich. Beide gelten gemäss psychiatrischer Klassifikationssysteme als Essstörungen. Dysreguliert ist auch das Essverhalten von Menschen mit Adipositas, einer Erkrankung, die im DSM-IV gesondert behandelt wird. Bei allen Störungen gleich ist die problematische Veränderung des „Ernährungsmusters" und die dabei steigende Zahl der Betroffenen in den letzten Jahren, die von der Weltgesundheitsorganisation (WHO), speziell im Zusammenhang mit dem Störungsbild Adipositas, bereits zur Epidemie des 21. Jahrhunderts erklärt wurde.

Der dem Grundbedürfnis Ernährung zugrunde liegende Trieb oder Impuls hat sich in den letzten Jahrzehnten kaum verändert. Die Möglichkeiten der Nahrungsaufnahme im Gegensatz dazu schon. Allein in den letzten 10 Jahren sind die Gelegenheiten, sich in Schnellimbissecken zu ernähren, deutlich gestiegen. Die Nahrungsbeschaffung ist weniger aufwändig, die Vielfalt grösser und die Geschmacksintensität der einzelnen Nahrungsmittel stärker. Trotzdem kann dies nicht der alleinige Grund für eine Zunahme der Essverhaltensstörungen sein. Experten gehen weniger von einer physiologischen als von einer psychologischen Veränderung des Essverhaltens aus. Sie beziehen Essverhaltensstörungen auf kognitiv erlernte Denkmuster, die dieses Essverhalten begleiten. Demzufolge wird das Essverhalten von einer erhöhten kognitiven Kontrolle oder auch Zügelung des Essverhaltens dominiert. Fachpersonen sprechen von sogenannten Restraint Eaters (Herman & Polivy, 1975). Die Folge davon ist eine erhöhte Aufmerksamkeitslenkung auf die Nahrungsaufnahme und damit ein erhöhtes Risiko die Kontrolle über das Essverhalten zu verlieren. Dieser Kontrollverlust endet häufig in einer massiven Nahrungsaufnahme, die auch als Binge Eating (zu Deutsch Ess- oder Fressanfall) beschrieben wird. Unklar bleibt in all den bekannten Modellen zum Thema Essverhalten die Entstehung der Dysregulation. Spielen emotionale Faktoren dabei eine Rolle? Bestehen Zusammenhänge zwischen dem durch den Impuls verursachten Erregungszustand, d.h. der autonomen Aktivierung und den kognitiv-emotionalen Mechanismen zum Essverhalten? Welche Risikofaktoren bringen Patienten mit Essverhaltensstörungen mit? Diese Fragen wurden in den bisher bekannten Forschungsarbeiten nicht abschliessend geklärt. Ebenfalls ungeklärt ist bis zum heutigen Zeitpunkt der Zusammenhang hormoneller Regulationsmechanismen wie Leptin, Glukose, Insulin und der psychisch-emotionalen Einflussfaktoren des Essverhaltens. Verschiedene Untersuchungen von Fachgruppen aus der Therapieforschung und von Ernährungs-experten konnten zeigen, dass Diäten - wie diese von der Presse propagiert werden - keine Normalisierung des Essverhaltens bewirken können, sondern möglicherweise eine Dysregulation weiter verstärken. Auch Diäten, die unter ärztlicher Kontrolle durchgeführt wurden, konnten keine konsequente Verbesserung der Essverhaltensstörung erreichen. Die Langzeitbeobachtungen zeigen sogar, dass Essverhaltensstörungen über die Zeit relativ stabil bleiben und Betroffene oft zwar ihr Körpergewicht normalisieren können, jedoch aufgrund der weiterbestehenden Dysregulation des Essverhaltens die Tendenz haben, von der einen Diagnose in die nächste Diagnose zu geraten.

Die Dysregulation des Essverhaltens steht in der vorliegenden Arbeit im Zentrum. Ziel ist es, die in den bisherigen Essverhaltenstheorien vernachlässigten psychologisch-emotionalen und physiologisch-hormonellen Einflussfaktoren zu erfassen und in einem Gesamtmodell zu integrieren. Das Modell soll dabei Erklärungshilfe zur Entwicklung und Entstehung von Essverhaltensstörung bieten und als Erweiterung zu bisherigen Essverhaltensmodellen somatische und psychologische Aspekte berücksichtigen. In einem zweiten Schritt wird anhand einer Population von essgestörten Patienten mit unterschiedlichen Gewichtsveränderungen und unterschiedlichen Diagnosen dieses Essverhaltensmodell auf seine Stabilität hin überprüft. In weiteren Schritt wird das Modell in einer Longitudinaluntersuchung Adipositas-Patienten mit Essverhaltensstörungen untersucht, und während eines einjährigen Beobachtungsabschnitts eines insgesamt 3-jährigen Therapieprogramms auf die Veränderungsmechanismen hin analysiert. Abschliessend wird aufgrund der Ergebnisse und nach einer kritischen Beurteilung das Modell angepasst. Die neu gewonnenen Einsichten zum „System Essverhalten" werden in Form von Therapieempfehlungen für die Behandlung von Essverhaltensstörungen zusammengefasst und erläutert.

2 Das Essverhalten

2.1 Allgemein

Essen ist für die meisten Leute „l'acte le plus banal qui soit" schreibt Gérard Apfeldorfer im ersten Kapitel seines Buches (Apfeldorfer, 2002). „Banal" wohl deshalb, weil Essen als Handlung hochautomatisiert ist und dem Akt „Essen" selbst im Alltag nur wenig Beachtung geschenkt wird. Dabei geben im Grunde genommen unsere Geschmackspräferenzen und unsere Esskultur deutlich mehr über unsere Person preis als alles andere, was wir regelmässig tun. Essen gibt uns das Gefühl „lebendig zu sein, Mensch zu sein", schreibt Apfeldorfer weiter. Eine innere Kraft oder ein innerer Impuls treibt uns dazu an. Essen selbst ist eine Notwendigkeit, um bei Kräften zu bleiben und weiterleben zu können. Die Diversifikation der Nahrungsmittel scheint dabei ebenso eine wichtige Rolle im Essverhalten zu spielen, als dies der Trieb der Nahrungsaufnahme selbst in sich hat. Menschen essen ungern immer das gleiche. Die Geschichte der Menschheit beweist, wie gross die menschlichen Bemühungen bisher waren, an neue Nahrungsmittel zu gelangen. Keine Reise wurde gescheut, dauerte sie noch so lange, und ging quer durch ganze Kontinente, um an neue Lebensmittel zu gelangen oder die bisher gängigen Nahrungsmittel durch ein neues Gewürz eine neue Geschmacksrichtung zu verleihen.

Nebst den Aspekten des Geschmacks und der Variantenvielfalt ist Essen und Essverhalten durch unseren sozialen und kulturellen Kontext geprägt. Essverhalten bedeutet in verschiedenen Ländern etwas anderes. Allen gleich ist die Nahrungszufuhr, die Art und Gestaltung des Aktes hingegen ist verschieden.

Essen und Essverhalten steht in enger Verbindung mit Energiezufuhr. Essen ist ein Grundbedürfnis, um die physiologischen Speicher zu füllen. Dadurch steht die Nahrungsaufnahme in enger Verbindung mit dem Energieverbrauch (engl. Energy Expenditure) und der Körperfülle. Früher galt die Körperfülle als Symbol für Wohlstand und Erfolg. Maler bevorzugten deshalb füllige Menschen für ihre Bilder. Übergewichtigen wurde Reichtum, Ausgeglichenheit und Gemütlichkeit attestiert. Dies hat sich in den letzten Jahrzehnten radikal geändert. Übergewicht bedeutet nicht mehr Erfolg sondern Misserfolg. Schlanksein ist heutzutage das erstrebenswerte Ziel und wird mit den Attributen dynamisch, begehrenswert, attraktiv und glücklich gleichgesetzt. Gerade in den Medien gewinnt dieses Schlankheitsideal seit den 80er Jahren zunehmende Beachtung.

Der Wunsch unserer Gesellschaft ist es, diesem Schlankheitsideal gerecht zu werden. So fand Garner et al. (1980) beispielsweise in einer Untersuchung bereits eine deutliche Abnahme des Durchschnittsgewichts von Teilnehmerinnen der Miss America Wahlen im Zeitraum 1959 bis 1979. Ebenfalls abgesunken war das mittlere Gewicht von Mannequins in Modezeitschriften. Westenhöfer et al. (1987) untersuchten daraufhin bei Leserinnen einer Frauenzeitschrift das Schlankheitsideal und fanden das Wunschgewicht im unteren Bereich des Normalgewichtes, welchem damals nur gerade 17% der weiblichen Bevölkerung in Deutschland entsprach. Wie in früheren Untersuchungen wurde damit deutlich, dass das Wunschbild bezüglich der eigenen Figur nichts mit der eigentlichen Körperfülle zu tun hat. Genau dieses Wunschbild oder die damit verbundene Unzufriedenheit mit der Figur scheint dazu zu führen, dass von vielen Frauen (weniger von Männern) teilweise drastische Massnahmen ergriffen werden, um dem Schlankheitsideal ein Stück näher zu kommen. Das Durchführen von Diäten führt die „Hitliste" der Massnahmen zur Erreichung des Schlankheitsideals an. Bereits in einer Untersuchung von 1989 fanden die beiden Autoren Westenhöfer und Pudel (Westenhoefer & Pudel, 1990), dass jede zweite Frau und jeder vierte Mann zum Zeitpunkt der Untersuchung bereits mindestens eine Diät hinter sich hatte. Heutige Untersuchungen zeigen, dass das Diätverhalten bei Kindern und Jugendlichen zunimmt (Berger, et al., 2005; Hill & Pallin, 1998). So gaben bei Berger et al. (2005) bereits 18% der untersuchten Jungen und 19% der untersuchten Mädchen im Alter von 8-12 Jahren an, momentan zu versuchen, ihr Gewicht zu reduzieren. Die Ausbreitung von Essverhaltens- und Gewichtsproblemen scheint sich progredient auf jüngere Personen auszubreiten. Der Druck der Peer-Gruppen, teils auch der Bezugspersonen sowie der Medien ganz allgemein, scheinen das Diätverhalten von Kindern und Jugendlichen wesentlich zu beeinflussen. Diätverhalten ist demzufolge mittlerweile zu einem weitverbreiteten, vielschichtigen und altersunabhängigen Phänomen geworden.

2.2 Störungen des Essverhaltens

Eine Diät zu halten bedeutet jedoch nicht per se eine chronische Verhaltensstörung, noch kann in diesem Zusammenhang von einer Essstörung im klinischen Sinn gesprochen werden. Problematisch ist das Diätverhalten vor allem durch die enge Verbindung zur Entwicklung eines gestörten Essverhaltens, das gerade durch die Regelmässigkeit und Häufigkeit von Diäten verändert wird. Einige Personen aus Fachkreisen sprechen in diesem Zusammenhang bereits von „subklinischen Essstörungen", welche sich durch chronisches oder intermittierendes Diäthalten kombiniert mit gestörtem Essverhalten und der gedanklichen Überbeschäftigung mit dem Gewicht und Schlankheitsideal auszeichnen (Aschenbrenner, et al., 2004; Buddeberg-Fischer, 2000). Dazu gehören als Anzeichen für diese Vorformen der Essstörungen auch der Missbrauch von Substanzen wie Appetitzügler oder Abführmittel und exzessives Bewegungsverhalten (Aschenbrenner, et al., 2004; Buddeberg-Fischer, 2000). Klassifiziert werden diese Subformen bis anhin unter „nicht näher bezeichneten Essstörungen" (EDNOS) in DSM-IV (APA, 2000a). EDNOS-Patienten werden häufig nicht als solche erkannt (Rodriguez-Cano, et al., 2005), weisen jedoch eine steigende Prävalenz auf (Kjelsas, et al., 2004). Je nach Population der jeweiligen Untersuchungen wurde EDNOS in den letzten Jahren bei 6-14% der Jugendlichen diagnostiziert (Kjelsas, et al., 2004; Kurth, et al., 1995). Eine Untersuchung bei Londoner Schülern von Herzog (1984) fand bei 9.3% ein ernsthaft gestörtes Essverhalten, in der prospektiven Studie von Graber und Brooks-Gunn (2001) waren es sogar 25%. EDNOS sind keine Essstörungen im klassischen Sinn. Die Bezeichnung „Essstörungen" gilt ursprünglich nur den Störungen des Essverhaltens, welche die Diagnosekriterien der Klassifikationssysteme ICD-10 der WHO (1993) bzw. DSM-IV der APA (2000a) erfüllen. Es sind dies die Krankheitsbilder Anorexia nervosa und Bulimia nervosa. Beides sind Erkrankungen, die sich in den Industrieländern progredient zu einem zunehmenden gesellschaftlichen Problem entwickelt haben. Die aktuelle Prävalenz für Anorexia nervosa liegt bei 0.2-1%, diejenige für Bulimia nervosa bei 1.5-2% (Whitehouse, et al., 1992). Epidemiologisch zeigte sich in den letzten Jahren zwar für Anorexia nervosa eine relative Konstanz, jedoch für Bulimia nervosa war zumindest bis ins Jahr 1996 eine kontinuierliche Zunahme zu verzeichnen (Currin, et al., 2005). Bei beiden Störungen sind zu 95% Frauen betroffen (Reich, et al., 2004). Eine Zunahme der Störungen bei Männern wird in den letzten Jahren beobachtet (Carlat, et al., 1997; Robb & Dadson, 2002), so dass für Bulimia nervosa die Forschungsgruppe von Woodside & Garfinkel (Woodside, et al., 2001) bereits von einer geschlechtsspezifischen Ratio zwischen Frauen und Männern von 2,9 zu 1 in Patienten mit Bulimia nervosa oder Teilsyndromen mit Essattacken oder Esskontrollverlust sprechen. Folgende Kriterien müssen nach DSM-IV (APA, 2000a) für die Diagnosestellung erfüllt sein:

Anorexia nervosa

a. Weigerung, das Minimum des für Alter und Körpergrösse normalen Körpergewichts zu halten.
b. Ausgeprägte Ängste vor einer Gewichtszunahme oder davor, dick zu werden, trotz bestehenden Untergewichts.
c. Störung in der Wahrnehmung der eigenen Figur und des Körpergewichts, übertriebener Einfluss des Körpergewichts oder der Figur auf die Selbstbewertung oder Leugnen des Schweregrads des gegenwärtigen geringen Körpergewichts.
d. Bei postmenarchalen Frauen das Vorliegen einer Amenorrhoe, d.h. das Ausbleiben von mindestens 3 aufeinander folgenden Menstruationszyklen.

Restriktiver Typus: Während der aktuellen Episode der Anorexia nervosa hat die Person keine regelmässigen Essanfälle gehabt oder hat kein Purging-Verhalten wie selbstinduziertes Erbrechen oder Missbrauch von Laxantien, Diuretika oder Klistieren gezeigt.

Binge-Eating/Purging-Typus: Während der aktuellen Episode der Anorexia nervosa hat die Person regelmässig Essanfälle gehabt und hat Purging-Verhalten gezeigt.

Bulimia nervosa

a. Wiederholte Episoden von Essanfällen. Eine Episode von Essanfällen ist durch beide der folgenden Merkmale gekennzeichnet:
- Verzehr einer Nahrungsmenge in einem umschriebenen Zeitraum (z.B. innerhalb von 2 Stunden), die erheblich grösser ist als die Menge, welche die meisten Menschen in einem vergleichbaren Zeitraum und unter vergleichbaren Bedingungen essen würden.
- Das Gefühl, während der Episode die Kontrolle über das Essverhalten zu verlieren (z.B. das Gefühl, weder mit dem Essen aufhören zu können, noch Kontrolle über Art und Menge der Nahrung zu haben).

b. Wiederholte Anwendung von unangemessenen, einer Gewichtszunahme gegensteuernden Massnahmen, wie z.B. selbstinduziertes Erbrechen, Missbrauch von

Laxantien, Diuretika, Klistieren oder anderen Arzneimitteln, Fasten oder übermässige körperliche Betätigung.

c. Die Essanfälle und das unangemessene Kompensationsverhalten kommen 3 Monate lang im Durchschnitt mindestens zweimal pro Woche vor.

d. Figur und Körpergewicht haben einen übermässigen Einfluss auf die Selbstbewertung.

e. Die Störung tritt nicht ausschliesslich im Verlauf von Episoden einer Anorexia nervosa auf.

Purging-Typus: Die Person induziert während der aktuellen Episode der Bulimia nervosa regelmässig Erbrechen oder missbraucht Laxantien, Diuretika oder Klistiere.

Nicht-Purging-Typus: Die Person hat während der aktuellen Episode der Bulimia nervosa andere unangemessene, einer Gewichtszunahme gegensteuernde Massnahmen gezeigt, wie beispielsweise Fasten oder übermässige körperliche Betätigung, hat aber nicht regelmässig Erbrechen induziert oder Laxantien, Diuretika oder Klistiere missbraucht.

Wie oben beschrieben erreichen viele Essverhaltensstörungen diese Diagnosekriterien nicht, trotzdem gehören mittlerweile EDNOS zu den Störungen, die zunehmend ein gesellschaftliches Problem bedeuten. Dies nicht nur aufgrund der Zunahme der Krankheitshäufigkeit, sondern auch infolge der Verschiebung des Krankheitsbeginns auf das frühere Jugendalter entwickelt sich die Störung des Essverhaltens zu einem Problem (Harpaz-Rotem, et al., 2005). Da eine frühe Erkrankung mit einem höheren Risiko verbunden ist, bleibende, körperliche Schäden zu erleiden. Anorexia nervosa (kurz Anorexie) und Bulimia nervosa (kurz Bulimie) sind zwei schwere Krankheitsbilder, die den gesamten Organismus betreffen und häufig chronifizieren. Das Mortilitätsrisiko ist nicht zu unterschätzen. So findet sich im Vergleich zu anderen psychiatrischen Krankheitsbildern bei Anorexia nervosa eine hohe Suizidrate und die höchste Mortalitätsrate (Birmingham, et al., 2005; Latzer & Hochdorf, 2005; Patton, 1988).

Fraglich bleibt bis heute, welche Konstellation verschiedener Risikofaktoren ausschlaggebend für eine Entwicklung einer Essverhaltensdysregulation und einer manifesten Essstörung ist. Gemäss Aschenbrenner et al. (2004) sind subklinische Essstörungsformen wie EDNOS für das Verständnis dieser Entwicklungsmechanismen zentral. Die

Unterschiede zwischen Frauen, die Diät halten und keine Essstörung entwickeln und denen, die daran manifest erkranken, kann nur teilweise anhand von Untersuchungen von Betroffenen (Essgestörten) verstanden werden. Die bei PatientInnen mit klinischen Essstörungen häufig vorkommende Komorbidität von anderen psychischen Störungen wie Depression (Herzog, 1984), Angst- und Zwangsstörungen (Godart, et al., 2005) oder Persönlichkeitsstörungen (Cassin & von Ranson, 2005), könnten ein Hinweis für einen emotional-psychischen Risikofaktor liefern. In diesem Zusammenhang ist bis zum heutigen Zeitpunkt zu wenig geklärt. Die bisherigen Untersuchungen bieten wenig Grundlage für eine klare Identifikation bestimmter Einflussfaktoren. Ebenso unklar bleibt bis heute die Entstehung der Körperschemastörungen, die eines der essentiellen diagnostischen Kriterien für eine Essstörung bedeuten. Beisel & Leibl (1997) erachten zwei mögliche Ursachen als relevant. Einerseits könnte die Störung des Körperschemas die Folge des Hungerns und Diäthaltens sein, andererseits würde ein prädispositionelles, kognitives Defizit für den ursächlichen Faktor sprechen. Aschenbrenner et al. (2004) versuchten in ihrer Arbeit weitere Risikofaktoren zu identifizieren und fanden bei Gymnasiasten und Studenten eine unterschiedliche Ausprägung des gestörten Essverhaltens, welches signifikant positiv mit der Häufigkeit von restriktiven Massnahmen aller Art korrelierte. Die Häufigkeit von Substanzmissbrauch bei Betroffenen mit Essverhaltensstörungen war zudem nicht unwesentlich. Eine neuere Metaanalyse bestätigt diesen Zusammenhang von Essverhaltens-Auffälligkeiten und Alkoholmissbrauch (Gadalla & Piran, 2007).

Entgegen früheren Annahmen werden Essstörungen aufgrund des oben beschriebenen fliessenden Überganges von verändertem über gestörtem bis manifest gestörtem Essverhalten als Kontinuum beschrieben. Kagan und Squires hielten 1984 erstmals die Idee der Kontinuums-Hypothese fest (Kagan & Squires, 1984, 1985). Inzwischen wurde diese in verschiedenen Populationen mit verändertem und gestörtem Essverhalten (subklinische bis klinische Essstörungen) mehrfach geprüft und bestätigt (Scalf-McIver & Thompson, 1989; Stice, et al., 1998; Tordjman, et al., 1997). Essstörungen wie Anorexie und Bulimie werden heute aus diesem Grunde nicht mehr als einzige klinische Essstörungen betrachtet, sondern nebst EDNOS und anderen Essverhaltensstörungen mit anderen Gewichtsausprägungen im dieses Kontinuum eingereiht. Letztere Essverhaltens-störungsformen sind Krankheitsbilder, die ursprünglich zu den somatischen Störungs-bildern gezählt wurden und aufgrund der progredienten Zunahme heute unter den

Begriffen Übergewicht und Adipositas zunehmendst an Bekanntheitsgrad gewinnen. Die Problematik des Essverhaltens ist allen beschriebenen Krankheitsbildern gemeinsam (Dixon, et al., 2003; Laessle, 2003). Besonders deutlich wird dies im Zusammenhang mit Episoden unkontrollierbarem Heisshunger (Dixon, et al., 2003), eine Form von Essstörung, die im DSM-IV bisher provisorisch in der Rubrik Binge-Eating Störung klassiert wurde. Dabei beschreibt Binge-Eating wiederholte Essanfälle, welche durch die Merkmale des totalen Kontrollverlustes, deutlich erhöhter Essgeschwindigkeit und dem Verzehr massiv grösserer Nahrungsmengen in kürzester Zeit bis zum unangenehmen Völlegefühl geprägt sind. Anfälle dieser Art sind in allen Essverhaltensstörungen sichtbar; weniger in Anorexie, besonders ausgeprägt hingegen bei Bulimikerinnen (Schneider, 2003) und teilweise auch bei adipösen PatientInnen (Stunkard & Allison, 2003; Isnard, et al., 2003). Von Betroffenen werden sie als höchsttraumatisch beschrieben und führen zu starken Schuldgefühlen und zur Selbstabwertung. Bei Magenbandpatienten führen Binge-Eating Störungen sogar zu schlechteren postoperativen Resultaten (de Zwaan, et al., 2003). Im Versuch, die Kontinuums-Hypothese für die Patienten mit Normal- bis Übergewicht zu überprüfen, fanden Fitzgibbon et al. (2003) eine Bestätigung dieser kontinuierlichen Sichtweise bei Patientinnen mit den Störungsbildern wie Adipositas, Binge-Eating Störung und Bulimie sowie zwei dazwischenliegenden Subgruppen „subklinischem Binge-Eating" und „subklinischer Bulimie". In einer Untersuchung zu latenten Kriterien der Essverhaltensstörungen fanden Williamson et al. (2002) drei zentrale Merkmale: Binge-Eating, Furcht vor dem Dicksein/ kompensatorisches Verhalten und Trieb zum extremen Dünnsein, die ebenfalls für den fliessenden Übergang der verschiedenen Ausprägungsformen aller Essstörungen sprechen.

Im klinischen Alltag zeigen Krankheitsverläufe vieler Patienten ausgeprägte restriktive, subklinisch anorektische Phasen während der Pubertät, die häufig von eher bulimischen und Binge-Eating ähnlichen Phasen im jungen Erwachsenenalter abgelöst werden. Nicht selten liegen derartige Verläufe bei Adipositas-Patienten vor, welche sich mittlerweile im mittleren bis höheren Erwachsenenalter befinden. Ebenso können in klinischen Untersuchungen nicht selten Krankheitsverläufe mit graduellen Verlagerungen der Verhaltensstörungen von übermässigem Essen zu massivst restriktiven Typen, die schlussendlich in wiederholten Essanfällen enden, erhoben werden. Äusserlich zeigt sich die Veränderung des Essverhaltens selten. Essattacken sowie ausgeprägte Restriktion laufen im Versteckten ab. Für das Umfeld einzig sichtbar ist die Veränderung des

Körpergewichts, das wissenschaftlich als Body Mass Index (BMI) erfasst wird. Aufgrund der klinischen Erfahrungen mit essverhaltensgestörten Patienten und deren Krankheitsverläufe vertreten Laederach & Isenschmid (Laederach-Hofmann, et al., 1998) den Ansatz der kontinuierlichen Erfassung von Essverhaltensstörungen, wie diese mehrfach bestätigt wurde. Sie erachten jedoch die Dimension „zeitlicher Verlauf" als einen wesentlichen, in der Kontinuum-Hypothese zu ergänzenden, Faktor, welcher in den bisherigen Theorien vernachlässigt wurde. Dieser Zeitfaktor, der die Verlaufsgeschichte der Essstörungen in der Gewichtsentwicklung berücksichtigt, könnte möglicherweise in der Behandlung der aktuellen Essstörungsausprägung einen zentralen Aspekt in einer erfolgreichen Therapie darstellen.

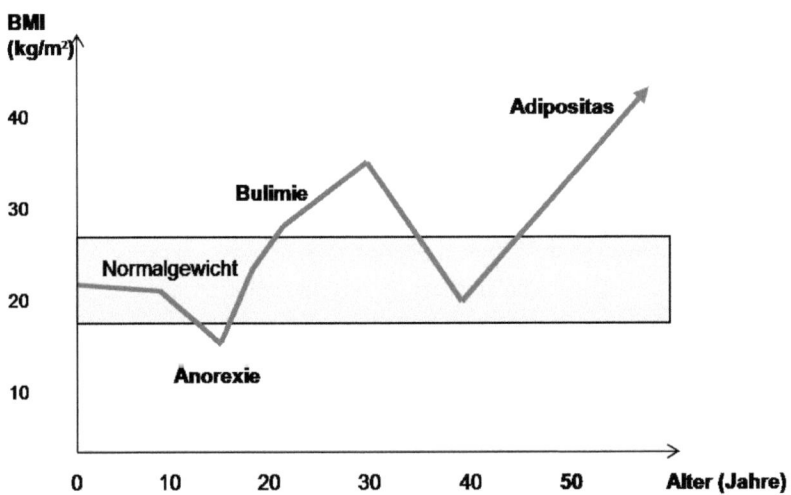

Abb. 1   Schematische Darstellung der Gewichtsentwicklung bei Essstörungen über die Zeit

Aufgrund der beschriebenen Relevanz der kontinuierlichen Sichtweise von Essverhaltensstörungen und der Schwierigkeit, die graduelle Ausprägung anamnestisch zu erfassen, erscheinen die klinischen und subklinischen Gruppen von Essstörungen für einen Gruppenvergleich nicht geeignet. Dem von der Kontinuums-Hypothese gewünschten fliessenden Übergang der verschiedenen Störungsausprägungen kann nur über eine graduelle Einteilung - wie dies anhand des Body mass Index (BMI) erlaubt wird - gerecht werden.

Der Body Mass Index ist eine Klassifikationsmethode der WHO, die ursprünglich für die unterschiedlichen Ausprägungsgrade der Adipositas und in diesem Zusammenhang für die Erfassung von Risikokonstellationen entwickelt wurde. Berechnet wird der BMI anhand der Körpergrösse (in Meter) und des Körpergewichts (in Kilogramm) wie folgt:

Body Mass Index = Körpergewicht / (Körpergrösse* Körpergrösse)

Als normalgewichtig gelten Individuen mit einem BMI von 18-25 kg/m^2. Ein BMI unter 18 bedeutet Untergewicht. Menschen mit einem BMI über 25 leiden an Übergewicht, solche mit einem BMI über 30 an Adipositas. Die genaueren Unterteilungen nach BMI sind folgende:

Tab. 1 Body Mass Index-Einteilung nach Weltgesundheitsorganisation (WHO)

Body Mass Index	Klassierung
Bis 18	Untergewicht
18-25	Normalgewicht
25-30	Übergewicht
30-40	Adipositas
Über 40	Morbide Adipositas

Die vorliegende Arbeit berücksichtigt im Rahmen der Modellüberprüfung anstelle der Diagnose „Essverhaltensstörungen" jeweils die entsprechende Body Mass Index-Einteilung für den Vergleich der verschiedenen Gruppen. Es wurden folgende Subpopulationen gebildet:

BMI-Gruppe 1:   BMI unter 20
BMI-Gruppe 2:   BMI 20-30,
BMI-Gruppe 3:   BMI 30-40
BMI-Gruppe 4:   BMI 40 und mehr.

2.3 Krankheitsverlauf und Therapiemöglichkeiten von Essverhaltensstörungen

Essverhaltensstörungen gelten als relativ therapieresistent (Fichter, et al., 2005). Erfolgsversprechend ist hauptsächlich eine frühe Erkennung der Störung kombiniert mit einem sofortigen Therapiebeginn (Ben-Tovim, et al., 2001). Besonders Anorexia nervosa gilt als schwerst therapierbar. Engel (1990) schreibt in seinen Guidelines dem Aufbau sozialer Beziehungen eine wichtige Rolle zu. Eine kritische Zusammenstellung der aktuellsten Behandlungskriterien zu Essstörungen aller Art findet man in einer der wichtigsten medizinischen Fachzeitschriften „The Lancet" (Wilson & Shafran, 2005). Gemäss diesen Autoren steht bei der Suche nach aktuellsten Behandlungskriterien die Zusammenstellung des britischen National Institute for Clinical Excellence (NICE) (2004) der Arbeit von der American Psychiatric Association unter dem Titel "Practical Guideline for Eating Disorder" (APA, 2000b) gegenüber. Letztere erachten Wilson und Shafran (2005) als äusserst unklar und schwammig in der Kriterienbeschreibung und daher eher verwerflich. Sie unterstützen und beziehen sich in ihrer Zusammenstellung auf die NICE-Arbeit und klassifizieren in ihrer Übersicht die Empfehlungen nach den in der evidenzbasierten Medizin üblichen Einteilungsgrade A bis C. Dabei gilt der Grad A als die empirisch am besten unterstützte Empfehlung, C hingegen beinhaltet Expertenmeinungen, die empirisch noch nicht geprüft wurden. In den insgesamt über hundert erzeugten Empfehlungen konnten die Autoren Wilson und Shafran die meisten dem Evidenzkriterium C zuordnen. Aufgeteilt nach Formen der Essverhaltensstörung wurde für Anorexia nervosa keine spezifische Empfehlung gefunden. Für das Störungsbild Bulimia nervosa galt in der Zusammenstellung die kognitiv-behaviorale Therapieform als die beste Therapieempfehlung mit Grad A. Ebenfalls Grad A erreichte dieselbe Therapieform für Binge Eating. Zudem konnten die medikamentösen Interventionen mit Antidepressiva bei Bulimikerinnen dem Grad B zugeordnet werden. Hingegen für atypische Essstörungen wie EDNOS wurden keine spezifischen Empfehlungen gefunden. Die Autoren Wilson und Shafran (2005) schliessen ihre Übersichtsarbeit mit der Empfehlung, dass aufgrund der limitierten Qualität der aktuellen Ergebnisse ein dringender Bedarf an Therapieforschung bestünde. Hauptsächlich im Bereich der atypischen oder subklinischen Essstörungsformen bestehe ein Wissensrückstand. Bisher seien trotz deutlicher Zunahme der subklinischen Störungsbilder diese insgesamt nur auf marginalste Weise in der Literatur beschrieben worden.

Im Gegensatz zu den klassischen Formen der Essstörungen und ihren subklinischen Bildern stehen die Therapieempfehlungen zu den Störungsbildern Übergewicht und Adipositas in der Literatur meist unter den Kapiteln der medizinisch-internistischen Intervention und noch häufiger werden sie im Zusammenhang mit bariatrisch-chirurgischen Therapieoptionen diskutiert. Gerade die Gewichtsreduktion mittels drastischer Mittel wie Magenband oder Magenbypass-Operationen waren in den 90er Jahren modern und wurden aufgrund des hohen Mortalitätsrisikos von Adipositas als Versuch zur raschen Gewichtsreduktion genutzt.

Eine erhöhte Mortalität zeigt sich im Bereich der Adipositas (BMI über 30) besonders deutlich, jedoch bereits bei Übergewicht steigt das Mortalitätsrisiko an. Dasselbe gilt für den Bereich des Untergewichts (BMI unter 18), für welchen ebenfalls ein erhöhtes Sterberisiko besteht. Trotz drastischer Gewichtsreduktionen mittels bariatrischen Interventionen stellte das Mortalitätsrisiko bei diesen Patienten nach wie vor ein Problem dar. Dies zeigte einer der grössten Interventionsstudien auf diesem Gebiet, welche unter dem Namen „Swedish Obesity Study" (kurz SOS) bekannt wurde (Sjostrom, et al., 2004). Die dabei erhofften Stoffwechselveränderungen und die damit verbundenen Risikofaktoren in dieser Untersuchung wurden nur teilweise erfüllt. Im Vergleich von chirurgischen und konservativen Therapieerfolgen konnten trotzdem bis anhin bei den Versuchen raschmöglichst Gewicht zu reduzieren, die konservativen Therapien nur schlecht mithalten. Trotzdem zeigen konservative Therapieformen positive Resultate bezüglich der Gewichtsreduktion. Es fragt sich demzufolge, welche Therapieform schlussendlich empfohlen werden sollte. In einer systematischen Übersichtsarbeit zu langfristiger Gewichtsreduktion kommen die Autoren Douketis et al. (2005) zum Schluss, dass aufgrund zahlreicher methodischer Limitationen in den bestehenden klinischen Studien nur wenige Interventionen als wirksam gelten können. Einzig die Lebensstil- und Ernährungsumstellungen sowie die pharmakologische Intervention führen zu Gewichtsveränderungen, jedoch in bescheidener Form, sowie durch die Stoffwechsel-umstellung zu einer Reduktion des kardiovaskulären Risikos. Die aktuellen Guidelines zur Behandlung von adipösen Erwachsenen des National Institut for Health (NIH) aus den USA beantworten diese Frage. Gemäss NIH gilt als Evidenzkategorie A: „Weight loss and weight maintenance therapy should employ the combination of LCDs, increased physical activity, and behavior therapy" (Guidelines on the Identification, Evaluation, and Treatment of Overweight and Obesity in Adults, NIH 2001). Konservative Therapieformen und damit

Verhaltenstherapien spielen in der Behandlung von Essstörungen spezifisch bei Patienten mit Übergewicht eine zentrale Rolle, wenn es um die Veränderung des Lebenstils geht. Sie haben sich, gemäss den Forschungsarbeiten verschiedener Experten, als gängige Interventionsform bewährt (Wadden & Foster, 2000). Therapeutische Prinzipien wie Selbstbeobachtung, Verhaltensanalyse und Stimuluskontrolle stehen dabei im Mittelpunkt. Dabei stehen Essverhaltensänderungen mit langfristiger Gewichtsreduktion in einem engen Zusammenhang (Baker & Kirschenbaum, 1993; Cooper & Fairburn, 2001; Westenhofer, 2001). Weiter sind Hilfestellungen in Stressbewältigung und der Problemlösung generell sowie der Aufbau sozialer Kompetenzen in der Therapie häufig eingesetzte Techniken (Foreyt & Goodrick, 1991). Die Zielsetzung und kognitive Verhaltenssteuerung, sowie die Umsetzung und Verstärkung des neuen Verhaltens haben in der Adipositas einen zentralen Stellenwert gewonnen (Baum, et al., 1991; Westenhoefer, et al., 1999). Brownell von der Yale University hat auf dieser Grundlage zur Lebensstiländerung ein Therapiekonzept entworfen (Brownell, et al., 1979), welches aufgrund seiner Multimodalität viel Aufsehen erregt hat (Baum et al., 1991). Er beschreibt in seinem Therapiemanual (kurz LEARN für Lifestyle-Exercise-Attitudes-Relationships-Nutrition (Brownell, 2000)) verschiedene Aspekte der Ernährung, der Bewegung und des Essverhaltens, die gemäss Brownell dauerhaft verändert werden sollten, um langfristig eine Gewichtsreduktion und Stabilisation zu erreichen.

2.4 Das Therapiekonzept Adifit

In Anlehnung an das Therapiekonzept von Brownell wurde am Inselspital Bern von der Arbeitsgruppe Laederach, Stanga und Sterchi ein Konzept (Laederach-Hofmann, et al., 2002) entwickelt, welches als Grundlage diente, um den neusten Forschungserkenntnissen entsprechend eine multimodale Therapieform anzubieten, ohne dabei die Möglichkeiten der individuellen Therapieabstimmung zu gefährden. Aus dem allgemeinen Konzept entstanden zwei Therapieformen: eine Einzelberatung und ein Gruppenprogramm mit jeweils unterschiedlicher Intensität. In Anlehnung an Brownell's Therapiemodule aus dem Handbuch LEARN (Brownell, 2000) mit den Inhalten Lebensstil (Lifestyle), körperlicher Aktivität (Exercise), Einstellungen, Haltung und Erwartungen (Attitudes), Beziehung und Emotionen (Relationship) und Ernährung (Nutrition) wurden die Inhalte des Gruppenprogramms festgelegt. Daraus entstanden die Therapieeinheiten psychotherapeutisches Gruppengespräch, Ernährungsberatung, Körperwahrnehmung und Sport. Im Gegensatz zu den bisher bekannten ambulanten Therapieangeboten wurde der Körperwahrnehmung in diesem Zusammenhang besonderes Gewicht beigemessen. Als Therapiegrundlage gilt der schriftliche Therapievertrag, welcher mit den Patienten bei Therapiebeginn abgeschlossen und in der Verhaltenstherapie allgemein eingesetzt wird (Kanfer, et al., 2000). Der Vertrag klärt über Angebot und Pflichten auf, und wird zwischen einzelnen Therapiephasen erneuert. Zusätzlich zum Vertrag werden in regelmässigen Abständen persönliche Veränderungsziele durch den Patienten in den jeweiligen Therapieeinheiten unter Anleitung formuliert. Die Erreichung der Ziele in der Gruppe in einem nächsten Termin überprüft und verstärkt. Die Betreuungsdauer beträgt insgesamt 3 Jahre. Die erste Therapiephase zeichnet sich durch eine hohe Intensität und hohen Support aus. Nach den ersten 3 Therapiemonaten beginnt ein progredientes Selbstmanagement in Kombination mit vereinzelten Therapieeinheiten und einem parallelen Aufbau einer Selbsthilfegruppe.

Die psychotherapeutische Intervention ist für die intensive Therapiephase auf neun Gruppensitzungen festgelegt. Folgende Inhalte werden in diesen Gruppengesprächen diskutiert:

Sitzung 1:
In der ersten Sitzung werden nebst der Klärung der Gruppenregeln die allgemeinen Ziele der Therapieform Psychotherapie sowie das allgemeine Vorgehen der folgenden Sitzungen besprochen. Der Einstieg in die Gesprächstherapie wird über erlebte Vorurteile gegenüber Übergewichtigen und den Umgang mit Vorurteilen gemacht. Als Beobachtungsaufgabe wird die Wahrnehmung von Gefühlen in Bewertungssituationen gegeben.

Sitzung 2:
Der Einfluss von negativen Erlebnissen wie Vorurteile auf das Essverhalten wird diskutiert. Weitere Auslöser für eine Änderung des Essmusters oder für Mehressen werden besprochen. Anhand eines Stimmungstagebuches sollen die Patienten in den nächsten Tagen den Einfluss der eigenen Stimmung beobachten.

Sitzung 3:

Der Einfluss von Gefühlen und Stimmung auf das Essverhalten werden ausführlich diskutiert und bildhaft dargestellt. Als Beobachtungsaufgabe sollen sich die Patienten in den nächsten Tagen auf die Empfindung und Wahrnehmung von Hunger, Appetit und Sattsein konzentrieren.

Sitzung 4:

Hunger, Appetit und Sättigungsgefühle werden besprochen. Wissen über hormonelle Abläufe wird vermittelt. Die Schwierigkeit der Unterscheidung von diesen körperlichen Empfindungen im Erkennen und Wahrnehmen und den körperlichen Empfindungen in bestimmten Gefühlssituationen werden in der Gruppe diskutiert. Die Patienten werden dazu aufgefordert in den nächsten Tagen die eigenen Essensregeln zu beobachten und zu überprüfen, in welcher Form die Essensregeln aus der Kindheit bis heute eine Rolle im Essverhalten spielen.

Sitzung 5:

Essensregeln aus der Kindheit und heute werden diskutiert und hinsichtlich ihrer Haltbarkeit oder Verwerfbarkeit überprüft. Der Einfluss auf das Essverhalten in emotional belasteten und unbelasteten Situationen im Alltag spielt in dieser Sitzung eine zentrale Rolle. Ein erstes Ziel zur konkreten Verhaltensänderung soll formuliert werden.

Sitzung 6:

Die ersten Zielformulierungen werden diskutiert. Schwierigkeiten und Hindernisse in der Erreichung der Ziele werden besprochen. Erleichterungen und unterstützende Massnahmen werden zusammengetragen und gegeneinander abgewogen. Die Risikosituation „Stress" wird besprochen. Wissen zur Rolle des autonomen Nervensystems in diesem Zusammenhang wird vermittelt. Ein persönliches Ziel der Verhaltensänderung wird durch den Patienten selbst formuliert.

Sitzung 7:

Die Erreichung der Ziele werden besprochen. Den Schwierigkeiten und Möglichkeiten zur Einhaltung der vorgenommenen Verhaltensänderung wird besonderen Raum gegeben. Die Strategien in der Bewältigung von Stress werden in der Gruppe zusammengetragen und auf ihre Effizienz hin im Gespräch bewertet. Wissen zu effektiven Methoden wird vermittelt und im Besonderen der Nutzen von regelmässiger körperlicher Aktivität besprochen. Ein neues Ziel wird formuliert.

Sitzung 8:

Die Zielerreichungen oder –verfehlungen werden diskutiert. Mögliche Massnahmen zur Rückfallsprophylaxe werden besprochen und Hilfestellungen wie beispielsweise die Unterstützung aus der Gruppe oder durch die Therapeuten inklusive Hausarzt werden zusammengetragen. Ein persönliches Notfallset für kritische Situationen und Momente mit hohem Rückfallsrisiko wird durch jeden Teilnehmer zusammengestellt, sowie ein weiteres Ziel bis zur nächsten Therapiestunde formuliert.

Sitzung 9:

Die Erreichung der Ziele werden besprochen. Zentral in dieser letzten Sitzung des intensiven Therapieblocks sind die eigenen Konzepte zu Selbstmotivation sowie zu Ängsten und Befürchtungen im Zusammenhang mit der weiteren Gewichtsreduktion. Die Patienten werden dazu motiviert, sich über klar definierte Zeitabschnitte jeweils persönliche Ziele zu setzen, um die Lebensstiländerung weiter zu unterstützen.

Nach Abschluss der Intensivphase besteht für alle Teilnehmer die Möglichkeit, im ersten Therapiejahr an weiteren 6 psychotherapeutischen Gruppensitzungen teilzunehmen, in denen besonderes Gewicht auf die Festigung der bisherigen Verhaltensänderung und weiteren Aufrechterhaltung der Motivation gelegt wird. Ab dem 2. Jahr finden keine psychotherapeutischen Gruppengespräche im engeren Sinne mehr statt. Die Gruppenaktivitäten beschränken sich auf einzelne Termine, die zur Unterstützung der sich entwickelnden Selbsthilfegruppe beitragen sollen und von einem interdisziplinären Team (Ernährungsberaterin und Psychologin) geleitet werden. Die in dieser Arbeit dargestellte Interventionsstudie berücksichtigt alle Patienten des Adipositasprogramms aus den Gruppen- und den Einzeltherapien während dem ersten Therapiejahr. Anzumerken ist, dass Patienten des Einzeltherapieprogramms keine spezifische psychotherapeutische Begleitung erhalten, es jedoch durchaus erwünscht ist, dass sich die Programmteilnehmer in einer Einzeltherapie bei einem Psychologen oder Psychiater bei Bedarf Unterstützung holen. Die klinische Erfahrung zeigt, dass Programmteilnehmer selten dazu motivierbar sind.

3 Modelle des Essverhaltens

Essen und Nahrung spielen eine zentrale Rolle in unserem Alltag und sind damit ein wichtiger Bestandteil unseres Lebens. Essen beinhaltet nebst der Nahrungsaufnahme im engeren Sinne, verschiedene Verhaltensaspekte, die diese begleiten. Die Motivation Nahrung aufzunehmen ist vielseitig. Die Gefühle oder Empfindungen „Hunger" sowie „Lust" oder „Appetit" sind häufig eng mit einem bestimmtem Geschmacksreiz verbunden, alle drei scheinen ältere Motive zu sein. In früheren Jahrzehnten sei - so schreiben Pudel & Westenhöfer (1998) in einem historischen Rückblick - die Nahrungswahl nicht aus Vernunftsgründen sondern aufgrund des Nahrungsangebotes getroffen worden, was aus heutiger Sicht einer gesunden Ernährung entsprochen habe. Dabei sei die Ernährung schon immer den hedonistischen Bedürfnissen des Menschen unterworfen gewesen und dieses Bedürfnis sei einzig durch die Ernährungsrealität eingeschränkt worden. Essverhalten, Appetit, Hunger und Sattsein sind demzufolge Verhaltensweisen und Erlebnisformen, die bereits unsere Urahnen gekannt haben. Unklar bleibt, wieso das Ausmass an Essverhaltensstörungen derart massiv in den letzten Jahren zunimmt. Ist es wirklich nur die Vielfalt der Ernährungsmöglichkeiten, die diese Störungen verursachen? Welche Rolle spielt die internale Kontrolle oder Steuerung des Essverhaltens? Um diese Fragen zu klären, sollen im nächsten Abschnitt die Theorien zur Steuerung des Essverhaltens zunächst diskutiert werden, um in einem zweiten Teil das neuste Wissen aus der Essverhaltensforschung in einem Gesamtmodell zu integrieren.

3.1 Das Drei-Komponenten-Modell

Wie wird der Akt der Ernährung oder kurz das Essverhalten gesteuert? Die Steuerung des Essverhaltens beruht gemäss Pudel (1986) auf einem Drei-Komponenten-Modell. Primäre und sekundäre Motive entwickeln sich zu unterschiedlichen Zeitpunkten im Leben, die im Modell von Pudel als Steuerungsaspekte beschrieben werden und sich während dem gesamten menschlichen Leben - vom Kleinkind bis zum Greis - zu bestimmten Zeitpunkten gegenseitig ablösen. Es sind dies die Innensteuerung, die Aussensteuerung und die kognitive Steuerung des Essverhaltens. Die Innensteuerung versteht Pudel (1986) als die biologische Regulation; die Aussensteuerung hingegen sei das Ergebnis von kulturell-familiären Verhaltensweisen. Dabei würden sich, so der Autor, die beiden Aspekte teils konkurrieren und erstere könne je nach soziokulturellem Normendruck mit dem zunehmenden Alter an Regulationsfähigkeit verlieren (siehe Abb.2).

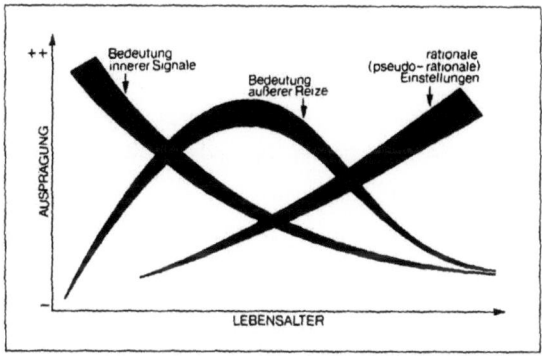

Abb. 2 Zeitliche Veränderung der Wechselwirkung der Steuerungsmechanismen (aus Pudel & Westenhöfer, S. 47 (1998))

Der dritte Aspekt der kognitiven Steuerung beschreibt Pudel als Massnahme zur Ernährungssteuerung, jedoch nicht zur Steuerung des Essverhaltens im engeren Sinne. Die kognitive Kontrolle unterliege selbst den äusseren Einflüssen und sei im Gegensatz zu den anderen Steuerungsmechanismen mehr bewusst. Die kognitive Kontrolle beschreibt Pudel weiter, sei eine Zielvorstellung für ein bestimmtes Essverhalten. Er bezieht sich dabei auf das „Belief Model" nach Ajzen & Fishbein (1980), gemäss dessen aufgrund der Aspekte der eigenen Einstellung zu einem bestimmten Verhalten und der subjektiv wahrgenommenen Norm aus der Gesellschaft, ein bestimmtes Verhalten determiniert werden soll. Im Essverhalten sind wir demzufolge nicht frei, sondern stark durch unsere Einschätzung des Umfeldes und unserer Einstellung gegenüber Ernährung selbst oder dem Akt des „sich Ernährens" beeinflusst.

Die Frage nach den Gründen einer Dysregulation eines so existentiellen und tiefverankerten Aspekts des Überlebens drängt sich hier auf. Der Begriff der gesunden Ernährung ist in der Ernährungsberatung der zentrale Interventionsansatzpunkt und wird im Volksmund zumindest mit normalem Essverhalten häufig gleichgesetzt. Dabei geht der

Begriff des Essverhaltens über diese Definition hinaus und beschreibt nebst der reinen Handlung das gesamte Erleben einschliesslich sozialer Bezüge, der äusseren Situation sowie aller Wahrnehmungen während und nach der Zuführung von Nahrung (Pudel & Westenhöfer, 1998). Dabei stellt sich die Frage, ab wann von einer Abnormalität oder Störung des Essverhaltens gesprochen werden kann oder was eigentlich ein normales Essverhalten kennzeichnet. Essverhaltensstörungen im klinischen und subklinischen Sinne wurden im vorherigen Kapitel bereits beschrieben, der Übergang von der Normalität zur Pathologie wurde jedoch noch nicht diskutiert. Beginnt die Essverhaltensstörung bei der erhöhten Aufmerksamkeitslenkung auf besonders hochkalorische Nahrungsmittel? Oder ist es die erhöhte Zügelung und Kontrolle im Essverhalten, welche die beginnende Störung eines Essverhaltens kennzeichnet? Gemäss Pudel (1986) scheint der Aspekt der kognitiven Kontrolle wesentlich für eine Dysregulation zu sein. Unklar bleibt dabei, was ursprünglich zu einer Veränderung des Essverhaltens führte, welche eine Erhöhung der kognitiven Kontrolle und damit der Veränderung der Einstellung zur Ernährung zur Folge hat. Die Wichtigkeit der Aussenregulatoren oder Aussensteuerung wird in den Arbeiten von Pudel und Westenhöfer nicht näher erörtert. Es stellt sich dabei die Frage, welche Rolle diese Aussensteuerung in Kombination mit der kognitiven Steuerung bei Essverhaltensstörung und Gewichtsveränderung bewirkt hat.

In verschiedenen Arbeiten zu den Aussenregulatoren konnte gezeigt werden, dass bestimmte Situationen als Triggerpunkte für Essattacken funktionieren können. Petermann & Häring (2003) stellten in ihrer Arbeit die familiären Einflussfaktoren auf das Essverhalten bei adipösen Kindern zusammen. Dabei erachteten sie die Aspekte des Modelllernens und der Verstärkung eines Essmusters bei der Entstehung des Übergewichts als wesentlich beteiligt. Unterstützung für die Hypothese des wesentlichen Einfluss von Aussenreizen konnten Laessle et al. (2001a; 2001b) mit ihrer Studie bieten. Sie zeigten, dass allein aufgrund der Präsenz eines Elternteils dies ein Hinweisreiz für ein ungünstiges Essverhalten sein kann. Die enge Verknüpfung bei Kindern zwischen den „Konzepten" Essen und Eltern konnte damit verdeutlicht werden.

3.2 Kognitive Theorie nach Bruch

Andere Theorien zur Steuerung des Essverhaltens, wie beispielsweise die kognitiven Theorien, gehen von einer veränderten Regulierung des Essverhaltens bei Übergewichtigen aus. Hilde Bruch (1961) vertrat den Ansatz, dass Übergewichtigen die Differenzierung körperlicher Bedürfnisse (wie Hungergefühle) und emotionaler Erregung fehlen würde. In ihrem Konzept (Bruch, 1973) führte sie diese Differenzierungsprobleme auf die Erfahrungen in der Kindheit zurück, in welcher die Mutter inadäquat auf die unterschiedlichen Bedürfnisse des Kindes reagierte. Dies zeige sich darin, dass auf Anzeichen des Hungers nicht adäquat mit einer Nahrungsgabe (Essen) reagiert wurde, hingegen in Situationen anderer Erregungszustände dem Kind Nahrung zugeführt worden sei. Für das Kind lasse sich aufgrund des mütterlichen Verhaltens die Empfindung „Hunger" nur unklar von anderen Erregungszuständen unterscheiden (Bruch, 1973), so dass sich keine Gedächtnisspur zum Konzept „Hunger" in der Kindheit definitiv fixieren lasse und dadurch eine klare Differenzierung dieses Gefühls nicht erlernt würde. Im späteren Leben könne das Kind daraufhin Hunger und Sättigungsgefühl nicht unterscheiden und verbinde jegliche Bedürfnisse, welches mit einem Erregungszustand oder allgemeinen Arousal verbunden sei, mit dem spezifischen Bedürfnis der Nahrungszufuhr.

3.3 Externalitätstheorie

Auf der Grundlage des Bruch'schen Konzeptes entwickelte Schachter (Schachter, 1968, 1971) die Externalitätstheorie. Dabei mass Schachter im Gegensatz zu Bruch den externen Reizen für die Steuerung des Essverhaltens besonderen Wert bei. Heute wird angenommen, dass die von Schachter (1971) bezeichnete Aussenreizabhängigkeit im Sinne der Externalitätstheorie eine Folge des gezügelten Essverhaltens sein muss. Zu Beginn sah Schachter in seinem Konzept einzig essrelevante Reize als potentielle Modulatoren, später erweiterte er sein Konzept zur Externalität auf alle Umgebungsreize aus, was sich empirisch jedoch nur teilweise bestätigen liess (Rodin, 1981).

3.4 Set-point Theorie

Eine Forschungsgruppe um Nisbett und Herman (beides Schüler von Schachter) veröffentlichten ein alternatives Konzept zum Essverhalten, welches als Ursache das wiederholte Hungern in Diätversuchen als Folge von sozialem Druck, normalgewichtig sein zu müssen, sehen. Dabei vertrat Nisbett (1972a, 1972b) einen eher biologischen Ansatz (Set-point-Theorie) mit der Annahme, dass sich Übergewichtige häufig Diäten unterwerfen und aufgrund des Hungerns vermehrt auf essrelevante Aussenreize reagieren.

3.5 Grenzmodell

Herman und Polivy (1984) übernahmen diesen Ansatz und erweiterten ihn zu einem Grenzmodell des Essverhaltens oder Boundary-Modell genannt. Es beschreibt einerseits die beiden Grenzen Hunger und Sattheit, sowie eine dazwischenliegende Zone. Hunger dient dabei biologisch gesehen zur Verhinderung von einem Mangel an Energiezufuhr, im Sinne einer Minimalaufnahme. Sattheit entspricht dem Völlegefühl als obere Grenze der Energiezufuhr. Die dazwischen liegende Zone (siehe Abb. 3) wird gemäss Herman und Polivy weitgehend durch psychologische Faktoren beeinflusst.

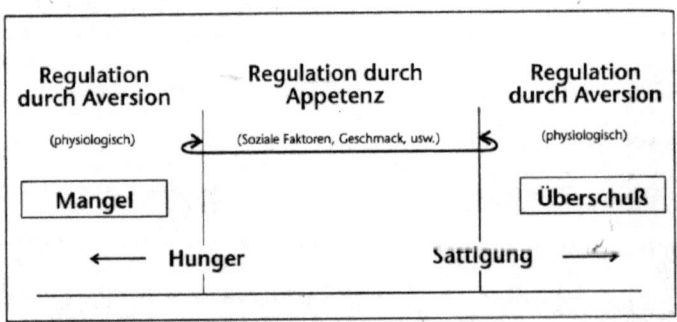

Abb. 3 Boundary Modell nach Herman & Polivy (aus Westenhöfer, S.19 (1992))

Für Normalgewichtige reguliert sich das Essverhalten zwischen den beiden Grenzen automatisch und unbewusst. In Untersuchungen fanden Herman und Polivy (1984) bei Übergewichtigen eine hohe Anzahl von Betroffenen, die sich einer chronischen Einschränkung der Kalorienzufuhr unterziehen. Diese sogenannten Restraint Eaters oder gezügelte Esser (Herman & Polivy, 1984) charakterisieren sich durch eine Steuerung des Verhaltens mittels erhöhter kognitiver Kontrolle. So spricht Westenhöfer (1992) von einem grundlegenden kognitiven Kontrollmechanismus, welcher bei Patienten mit Adipositas als besonders rigide Struktur verankert und aufgrund der starken Verhaltensinhibition mit einem relativ hohen Energieaufwand verbunden ist. Dies führt dazu, dass gerade in Stresssituationen die Aufrechterhaltung der kognitiven Kontrolle verloren gehen kann, so dass es in Essattacken (bekannt als Frust- oder Stressessen) endet. In späteren Untersuchungen konnte der enge Zusammenhang von gezügeltem Essverhalten und Übergewicht bestätigt werden (Stroebe, 2002). Im Vergleich zu Normalgewichtigen setzen diese gezügelten Esser nebst den bestehenden Grenzen Hunger und Sattheit eine Diätgrenze im Bereich der biologischen Indifferenz, aufgrund der fehlenden Wahrnehmung der biologischen und damit körperlichen Signale. Der Aufbau und die Beibehaltung von kognitiven Grenzen, wie dies eine Diätgrenze ist, erfordert Aufmerksamkeit und bietet keine automatische Rückmeldung, wie dies die biologischen Grenzen tun. Diese Aufrechterhaltung einer kognitiv bestimmten Grenze besetzt damit potentielle Ressourcen, die unter allgemein höherer Belastung abgezogen werden könnten. Ablenkung durch starke Emotionen oder durch die Bewältigung von intensiven emotionalen Zuständen kann diese Grenzbestimmung auflösen, so dass es zu vermehrter Nahrungsaufnahme führen kann. Dies konnte in Studien bestätigt werden (Baucom & Aiken, 1981; Heatherton, et al., 1991). Normalgewichtige zeigten keine derartigen Reaktionsweisen auf (Baucom & Aiken, 1981). In anderen Untersuchungen zur Diätgrenze mit Restraint Eaters wurde das Essverhalten unter der Bedingung eines Preloads, einer Abgabe einer sogenannten Vorabmahlzeit überprüft. Dabei zeigte sich, dass bei Übergewichtigen die Verletzung der Diätgrenze aufgrund eines hochkalorischen Preloads zu einer „Gegenregulation" führte (Hibscher & Herman, 1977). Diese Resultate lassen sich mit den Theorien von Bruch und Schachter nicht erklären und wurden von verschiedenen Autoren kritisiert (Lowe, 1993; Westenhoefer, et al., 1999). So sehen die Forschungsgruppe Westenhöfer, Stunkard & Pudel die Gegenregulation einzig als typisches Verhalten bei Personen mit rigiden Verhaltenskontrollen (Westenhoefer, et al., 1999). Lowe (1993) hingegen fand in Untersuchungen von Normalgewichtigen ebenso gezügelte Esser und argumentierte gegen das Grenzmodell mit dem Ansatz, dass die chronische Sorge um das eigene Gewicht für die Steuerung des Essverhaltens schlussendlich verantwortlich sein müsse. Studien zu Stressinduktion und Essverhalten konnten die Idee der erhöhten Aufmerksamkeitsanforderung bei gezügelten Essern und die damit erhöhte Anfälligkeit von erhöhter Nahrungsaufnahme unter oder nach unterschiedlichen Stressbedingungen bei gezügelten Essern bestätigen. Untersucht wurde dies unter den Bedingungen von experimentellem kognitivem Stress von Lattimore und Caswell (2004). Ebenfalls widmeten Forscher Stresssituationen wie Selbstwertbedrohung (Wallis & Hetherington, 2004), interpersonaler Stress (Tanofsky-Kraff, et al., 2000) und Arbeitsstress (Wardle, et al., 2000) einige Untersuchungen. In allen bestätigte sich die erhöhte Anfälligkeit für Nahrungsmittel unter Stress. Dasselbe Verhalten zeigte sich in einer Subpopulation von Binge-Eatern aus einer Gruppe von Übergewichtigen (Freeman & Gil, 2004). In einer Untersuchung von Shapiro und Anderson konnte das enthemmte Essverhalten der gezügelten Esser unter Stress bezüglich Nahrungsmenge nicht bestätigt werden, jedoch für besonders hochkalorische Nahrung zeigte sich ein signifikant höherer Konsum bei den Restraint Eaters (Shapiro & Anderson, 2005).

Aufgrund neuerer Beobachtungen und der Bewertung der bisherigen Theorien vertritt Stroebe (2002) die Ansicht, dass nicht das gezügelte Essverhalten, sondern die Motive wie Freude am Essen und Vorliebe für Fett, die Ursache für eine Gewichtsveränderung sind. Genetische und motivationale Faktoren würden in Kombination mit den beiden Motiven zu einer Gewichtszunahme führen. Eine Überprüfung der Daten, welche die Modellannahme belegen könnten, wurde in der Literatur nicht gefunden.

In den obgenannten psychologischen Modellen wurden verschiedentlich Aspekte, die eine Entstehung oder zumindest ein Fortbestehen einer Veränderung des Essverhaltens begünstigen, beschrieben. Die Ursachen für eine Veränderung eines bestimmten Essverhaltens oder Essmusters kann anhand der beschriebenen Modelle jeweils nur für einen Teil der Essgestörten erklärt werden. Unklar bleiben die ursprünglichen Mechanismen oder Prädispositionen, die zu einer langfristigen Anpassung eines physiologischen Grundbedürfnisses wie „Nahrungszufuhr" oder „Essverhalten" führen können. Steht eine Änderung eines physiologischen Grund-bedürfnisses möglicherweise in einem Zusammenhang mit psychischen Grundbedürfnissen?

4 Psychologische Einflussfaktoren auf das Essverhalten

4.1 Psychische Grundbedürfnisse

Was sind Grundbedürfnisse? Grund- oder Primärbedürfnisse, wie Hunger und Durst, gehören zu den physiologischen Grundbedürfnissen, sie werden auch Primärbedürfnisse genannt. Sie sind eindeutig auf das Überleben und die Fortpflanzung der Spezie ausgerichtet und dienen nur diesen Prinzipien. Was sind aber psychische Grundbedürfnisse? Psychische Grundbedürfnisse, so schreibt Grawe in seinem letzten Buch (Grawe, 2004), sind „Bedürfnisse, die bei allen Menschen vorhanden sind und deren Verletzung oder dauerhafte Nichtbefriedigung zu Schädigungen der psychischen Gesundheit und des Wohlbefindens führen" (Zit. K. Grawe, S. 185, Buch Neuropsychotherapie, Kapitel Bedürfnisbefriedigung und psychische Gesundheit (Grawe, 2004)). Es müssen demzufolge Zustände sein, die dringlich erfüllt sein wollen. Sind sie es nicht, gefährdet es auf längere Sicht unsere Gesundheit und damit uns selbst. Epstein hat in seiner Theorie „Cognitive-experiential Self Theory" (Epstein, 1990) vier psychische Grundbedürfnisse unterschieden. Es sind dies die Bedürfnisse nach Orientierung, Kontrolle und Kohärenz, nach Lust, nach Bindung und nach Selbstwerterhöhung. Grawe (Grawe, 1998) fügte diesen Grundbedürfnissen ein weiteres Bedürfnis hinzu. Auf der Grundlage seiner eigenen Forschungsarbeiten trennte er aus Epsteins Theorie das Grundbedürfnis „Kontrolle und Kohärenz" in zwei Aspekte auf und gab dem Begriff Kohärenz mehr Gewicht und den neuen Namen „Konsistenzprinzip". Dabei kann Konsistenz, so schreibt Grawe (2004), da es keine spezifischen Erfahrungen dazu gibt, die uns klar diesen Wunsch befriedigen würden, nicht als Grundbedürfnis, sondern höchstens das Streben nach Konsistenz als menschliches Grundbedürfnis gesehen werden. Vielmehr sei, so schreibt er weiter, die Konsistenzregulation eine Art Grundprinzip im psychischen Funktionieren. Zwischen dieser Konsistenzregulation und der Bedürfnisbefriedigung besteht über das Konstrukt der Kongruenz eine Verbindung. Das heisst, über die Übereinstimmung von Motivationen, oder motivationalen Zielen, wie sie Grawe (1998) nennt, und den realen Wahrnehmungen. Das Interesse des Individuums gilt der Erreichung seiner Ziele. Wird der Mensch davon abgehalten, oder macht er Erfahrungen, die diese Zielerreichung verhindert, so zeigen sich diese Erfahrungen als inkongruent mit den bestehenden Zielen. Diese Inkongruenz führt zur Auslösung von Emotionen, und zwar von negativen Emotionen. Zweck der Emotionen und damit des subjektiven Erlebens von Emotionen (Gefühlen) ist es grundsätzlich, die Zielgerichtetheit und damit die Motivation für ein bestimmtes Ziel aufrechtzuerhalten. Dabei hängt die Intensität der erlebten Emotion von der subjektiven Bewertung der Wichtigkeit der verfolgten Ziele ab. Je wichtiger die angestrebten Ziele sind, die verhindert werden und je stärker die fehlende Unterstützung oder Hinderung in der Erreichung dieser Ziele sind (Smith & Kirby, 2001; Smith & Lazarus, 1990), umso intensiver wird die Emotion sein und desto intensiver wird sie erlebt werden. Die Emotion hat zudem die Funktion unser Verhalten zu optimieren, im Versuch die Effizienz unserer Adaptationsmechanismen zu steigern (Lazarus, 1991). Die verschiedenen Reaktionskomponenten werden mit einer bestimmten Emotion koordiniert und damit „die Bewältigung wiederkehrender prototypische Anforderungen optimiert" (Kognition und Emotion, S. 24 (Mitmansgruber, 2003)). Sind demzufolge unsere Reaktionsmuster alle erlernt? Beruhen Adaptations-mechanismen auf der Erfahrung?

4.2 Konsistenzsicherung

Gemäss Grawe (1998) entwickeln wir im Verlaufe unseres Lebens Mittel, um unsere Grundbedürfnisse zu befriedigen. Es sind dies Mittel, motivationale Schemata genannt (Grawe, 1998), welche das zukünftige Erleben und Verhalten von uns bestimmen. Je nach Erfahrungen eignen wir uns mehr oder weniger motivationale Schemata an, welche einen eher annähernden oder vermeidenden Charakter haben. Bestehen unsere früheren Erfahrungen häufiger aus bedürfnisbefriedigenden Erlebnissen, werden wir dadurch mehr Annährungstendenzen entwickeln. Ist jedoch die frühe Erfahrung stark durch Bedrohungsmomente oder Enttäuschungen geprägt, steigert sich die Wahrscheinlichkeit Vermeidungsschemata zu entwickeln (Grawe, 1998). Dabei kann Vermeidung in Bedrohungssituationen eine angepasste Strategie sein, um mit der Situation umgehen zu können, obwohl diese Strategie grundsätzlich nicht effizient genug ist. Die Konsistenzsicherung hat aufgrund ihrer Wichtigkeit für das psychische Funktionieren eine strukturelle Grundlage im Gehirn (siehe Kapitel 5) und dient dazu, das Auftreten von erhöhter Inkonsistenzspannung zu vermeiden oder zu regulieren, falls diese eintreten sollte (Grawe, 2004). Es bilden sich für diese Regulation spezifische Konsistenz-sicherungsmechanismen, die in der Literatur unter den Namen Coping, Abwehr-mechanismen, Stressbewältigung oder Emotionsregulation (Znoj & Grawe, 2000) bekannt sind.

4.3 Emotionsregulation und Coping

Emotionen gehören zu unserem Alltag und beeinflussen unser tägliches Handeln. Seit mehr als hundert Jahren beschäftigen sich Forscher ausführlicher mit der Entstehung von Emotionen. Einer der ersten Forscher in diesem Gebiet war William James (1884). Er begriff die Emotion damals als die Wahrnehmung der erlebten physiologischen Veränderung. Spätere Emotionsforscher distanzierten sich von dieser Sichtweise, da die Emotion, ihrer Ansicht nach, nicht allein durch die direkte körperliche Erfahrung erlebt werden kann (Schachter & Singer, 1962). Heute gilt das emotionale Erleben selbst als ein aktiver Vorgang und regulierter Prozess (Znoj, 2000).

Die Entstehung einer Emotion wird von verschiedenen Kognitionen (Schachter & Singer, 1962) und Bewertungsmechanismen beeinflusst. Verschiedene Bewertungsvorgänge oder -stufen werden dabei durchlaufen. Scherer (1984) nennt diese Stufen „Evaluation-Checks". Es sind dies eine Art Filter, aus denen schlussendlich die erlebte Emotion oder / und eine Handlungsintention resultiert. Entscheidend für dieses Resultat sind zwei Bewertungsstufen (Lazarus, 1991): die „primary und secondary appraisal". Einerseits gilt es, die vorhandene Information auf die persönliche Relevanz / Betroffenheit oder Zielkongruenz zu prüfen (primary appraisal), andererseits zielt die Bewertung auf die Einschätzung des persönlichen Bewältigungspotential (Ressourcenpotential) und den damit zusammenhängenden Zukunftserwartungen ab. Diese Bewältigung oder auch Coping genannt, spielt in der Stressforschung eine wichtige Rolle. Die Gruppe um Lazarus und Folkman (Folkman & Moskowitz, 2000; Lazarus & Folkman, 1984) haben sich in der Erforschung der Bewältigungsmechanismen einen Namen gemacht. Unterschieden werden in der Copingforschung mehrere Bewältigungsstile, die die Art des Umgangs mit der Situation verdeutlichen sollen. So gehört das emotionsorientierte Coping zusammen mit dem problemorientiertem Coping zu den Bewältigungsstrategien, die entweder den Stressor in der Umwelt direkt verändern (problem-focused) oder die Bewertung dieser belastenden Umweltsituation intrapsychisch anpassen (emotion-focused), so dass das psychische Erregungsniveau wieder runterreguliert werden kann, und es zu einem inneren Spannungsabbau kommt. Die Umsetzung dieser theoretischen Sichtweisen von Copingstilen zeigen in der empirischen Copingforschung, dass das problemfokussierte Vorgehen grundsätzlich effektiver ist und generell zu geringeren psychischen und körperlichen Symptomen führt als das emotionsorientierte Coping (Aldwin, 1994). Gewisse

Stressforscher bezweifeln die Möglichkeit einer klaren Trennung der beiden Strategievarianten, da sich beide gegenseitig ergänzen und je nach Anforderung der belastenden Situation die Wahl für eine bestimmte Copingstrategie getroffen wird. Wesentlich scheint bei der Strategiewahl die Intention oder Zielgerichtetheit des Bewältigungsverhaltens zu sein (Laux & Weber, 1993; Perrez & Reicherts, 1992). Das Ziel, so Laux und Weber (1993), sei immer die Aufrechterhaltung des emotionalen Gleichgewichts, des Selbstwertes und der Integrität der Persönlichkeit. Die beiden Autoren klassifizieren in ihrem Buch (Laux & Weber, 1993) vier Facetten der Bewältigungsintentionen. Es sind dies die Situationsregulation, die Emotionsregulation, die Regulation des Selbst und die Regulation von Interaktionen und Beziehungen. Diese vier Bewältigungsziele treten jedoch nicht einzeln, sondern vielmehr in Kombinationen auf. Nach Abhängigkeit der Situation wird der eine oder andere Regulationsmechanismus jedoch einem anderen möglicherweise vorgezogen. So spielt die Situationregulation vor allem dann eine Rolle, wenn die Situationseinschätzung mit einer relativ hohen Kontrollierbarkeit einhergeht. Genau diese Kontrollfähigkeit könnte jedoch bei Menschen mit psychischen Störungen limitiert sein.

Die Regulation der Emotionen beschreibt hingegen in erster Linie ein Prozess oder Mechanismus der Bewältigung von Emotionen. Einerseits kann dies der Versuch des Vermeidens von emotionsauslösenden Informationen bedeuten, was mit einem relativ hohen psychischen Energiebedarf einhergeht (Frijda, 1986), andererseits beinhaltet es der im Emotionsprozess relativ spät angesiedelten Regulation der emotionalen Reaktion, indem die ausgelösten Veränderungen unterdrückt oder ersetzt werden (Frijda, 1986). In diesem Sinne können Emotionen selbst als Handlungsimpulse verstanden werden, die eine Bewältigung initiieren (Znoj, 2000). Emotionale Einflüsse sind dabei nicht auf ein spezifisches Verhalten festgelegt, sondern gelten generell. Die Handlungstendenz oder der Handlungsimpuls, der durch eine Emotion ausgelöst wird, schlägt sich nicht dringend in der emotionsauslösenden Situation nieder. Forschungsarbeiten von Gross (1997) konnten zeigen, dass Emotionsreaktionsbewältigung mit einem deutlichen physiologischen Aufwand verbunden sind. Dieses physiologische Arousal könnte möglicherweise als spezifische körperliche Reaktion vom Individuum wahrgenommen werden und aufgrund der Erfahrungen - wie sie von Hilde Bruch beschrieben wurden - im speziellen Fall der Essverhaltensgestörten Patienten als Hungergefühl oder Appetit bewertet werden. Dabei gilt grundsätzlich die Möglichkeit, eine Regulation über eine Änderung der

Aufmerksamkeitsfokussierung oder einer Änderung der Situationsbewertung zu vollziehen; mit dem Zweck, die emotionale Erfahrung zu beeinflussen (Mitmansgruber, 2003). Diese Veränderung der Bewertung kann defensiver oder nicht-defensiver Natur sein (Frijda, 1986). Die Regulation bezieht sich darin nicht nur auf bewusste, zielgerichtete Anpassungen in der emotionalen Erfahrung (Mitmansgruber, 2003), sondern passiert oft unbewusst und automatisch (Frijda, 1986), und entzieht sich dadurch der kognitiven Kontrolle. Die intentionale Emotionsregulation hingegen zielt darauf ab, mittels einer Handlung von einem unerwünschten Zustand im Sinne eines Arousals wegzuführen (Carver, et al., 1996). Dabei wirken nicht nur die ursprünglichen Bewertungen schlussendlich auf die emotionale Erfahrung oder das emotionale Erleben, sondern die Emotion selbst beeinflusst wiederum den Bewertungsprozess (Znoj, 2000). Es ist demzufolge eine Art Rückkoppelungsprozess, der hier im Gange ist.

Zu den Facetten der Bewältigungsintention von Situationen zählen Laux und Weber (1993) unter anderem die Selbstregulation. Als Prinzip der Selbstregulation gilt der bewusste Versuch unsere Denkinhalte oder unser Bewusstsein mental zu kontrollieren (Wegner & Pennebaker, 1993). Der Begriff der Autokontrolle, wie ihn Horowitz et al. (1996) benutzen, ist hier jedoch nicht gemeint, da diese gemäss den Autoren grundsätzlich als automatische Regulierung der Affekte ohne bewusste Anstrengung geschehen soll, und das Gleichgewicht unter schwerer emotionaler Belastung erhalten bleibt (Horowitz, et al., 1996). Vielmehr steht die mentale Kontrolle in der Selbstregulation mit dem aktiven Versuch des Loswerdens von „intrusive thoughts" (Wegner & Pennebaker, 1993) oder kognitiven Interferenzen (Mitmansgruber, 2003) im Zusammenhang. Die Forschungsgruppe um Wegner (Wegner & Erber, 1993) hat dieses Phänomen untersucht und erklärt es aufgrund zweier kognitiver Prozesse. Es sind dies einerseits die kontrollierte Suche nach Ablenkung und andererseits, die automatische Suche nach dem Target oder „Zielgedanken". Der Versuch dieser Gedankenunterdrückung ist damit mit einem relativ hohen Energieaufwand verbunden und kann einzig aufgrund des tatsächlichen Verlassens oder Vergessens des unerwünschten Zustandes erfolgreich reguliert werden (Mitmansgruber, 2003). Die Forschungsgruppe Horowitz, Znoj und Stinson (1996) fassen diesen Mechanismus unter dem Begriff der maladaptiven Regulationsprozesse zusammen. Zentral darin ist einerseits die mangelhafte Impulskontrolle und Ruhelosigkeit gekoppelt mit der Intrusivität bestimmter Gedanken und andererseits die Kontrollversuche mittels Vermeidung oder kognitiver Wahrnehmungsverzerrung die Situation zu steuern. Der von Patienten mit Essverhaltensstörungen oft beschriebene intensive Essgedanke oder Essimpuls könnte aufgrund seiner Intrusivität und dem dazugehörigen Arousalniveau als ein solcher Mechanismus verstanden werden. Die klinische Erfahrung zeigt, dass gerade diese „hyperaccessibility", wie sie von Wegner und Erber (1993) beschrieben ist, zu einer Art essverhaltensspezifischen Vulnerabilität führen könnte. Dabei erklärt diese Vulnerabilität die besondere Ansprechbarkeit auf externale wie auch internale Reize, wie sie auch unter den Begriffen der erhöhten Störbarkeit oder erhöhten Auslösbarkeit des Essbedürfnisses von Westenhöfer (Pudel & Westenhöfer, 1998; Westenhöfer, 1992) beschrieben worden sind. Die bisherigen Modelle des Essverhaltens haben diese Intrusivität und die Einflüsse der Bewertungsmechanismen aus der Copingforschung sowie der Forschung der Emotionsregulation in keiner Weise bisher integriert. Dabei scheinen gerade in der Therapie von Essverhaltensstörungen die Kontrolle von Essimpulsen eine wesentliche Rolle zu spielen. Wie sollte demzufolge ein neues Modell zum Essverhalten definiert sein?

4.4 Ein neues Essverhaltensmodell

Die Forschungsgruppe um Kanfer (1981; 1985; 2000) hat in Anlehnung an das klassisch lineare Modell (Stimulus, Organismus, Reaktion und Konsequenz) von Thorndike, Skinner und anderen frühen Verhaltensforschern ein Modell zur Selbstregulation entwickelt (Kanfer & Hagerman, 1981). Als Grundannahme diente einerseits die zielgerichtete Steuerung des menschlichen Verhaltens und die Multideterminiertheit und Dynamik dieses Verhaltens selbst (Kanfer, et al., 2000).

Sein erstes Selbstregulationsmodell kreierte Kanfer 1971, ergänzte es in den folgenden Jahren, um verschiedene Rückkoppelungsschleifen, die die Veränderung von Standards und Erwartungen ähnlicher Verhaltensmuster sowie die Fähigkeit frühere Erfahrungen in das Verhalten mittels selektiver Aufmerksamkeit einzubeziehen, im Modell berücksichtigten. In den 80er Jahren fügten Kanfer & Hagerman (1981) ihrem Modell den Aspekt der Attributionsprozesse, der gemäss Kanfer ein wichtiger Moderator für die Selbstregulation darstellt, sowie den Faktor der zeitlich unterschiedlichen Konsequenzen, hinzu (siehe Abb.4).

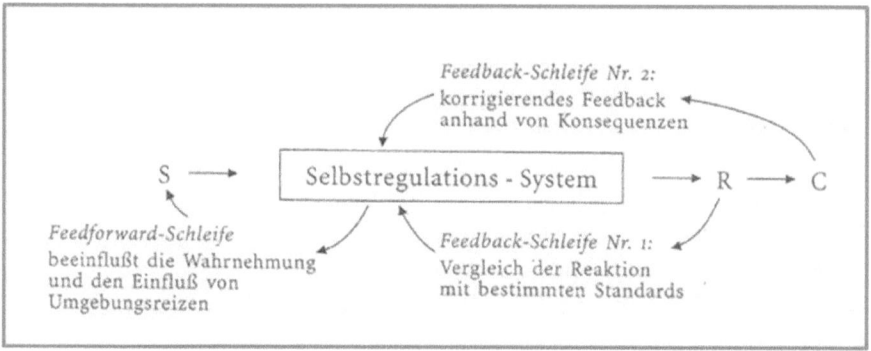

Abb. 4 Selbstregulationsmodell nach Kanfer & Hagerman (aus Kanfer et al., S.39 (2000))

In Anlehnung an dieses Selbstregulationsmodell wurde aufgrund der bereits erwähnten Mängel in den bisherigen Modellen zum Essverhalten ein neues ausführlicheres Modell, welches die verschiedenen Aspekte der Bewertungs- und Bewältigungsmechanismen integriert, von Messerli-Bürgy, Znoj und Laederach (2005) entwickelt (siehe Abb. 5).
Ziel ist es, in diesem Modell sensible und kritische Variablen des Essverhaltenssystems darzustellen. Aufgrund der Annahme, dass die Zügelung, wie häufig beschrieben, nicht ein ursprünglicher Einflussfaktor in der Veränderung des Essverhaltens sondern vielmehr eine Konsequenz des veränderten Essverhaltens ist, und hauptsächlich als eine Gegenmassnahme erfasst werden kann, die die aktuelle Gewichtsveränderung zu bremsen versucht, wurde im Gegensatz zu den bisherigen Essverhaltensmodellen der Begriff der Esskontrolle oder Zügelung des Essverhaltens deutlich weniger Gewicht verliehen. Zentral sind hingegen im neuen Essverhaltensmodell die Aspekte der Bewertungs- und Copingmechanismen, die über den Faktor Ressourcenpotential in das Modell eingehen. Das Ressourcenpotential beinhaltet hier die Fähigkeiten, erfolgreich belastende Situationen zu bewältigen und dabei keinen Verlust des Selbstwertes oder Beeinträchtigungen in den Beziehungen zu anderen Personen zu erfahren.
Als weiteren wesentlichen Teil des Modells wurde von den Autoren der Faktor „emotionale Vulnerabilität" erschaffen. Er beschreibt einerseits den Einfluss des aktuellen emotionalen oder psychischen Zustandes und andererseits die oben beschriebenen Verdrängungs- oder Ablenkungsmechanismen zur Verminderung dieser emotionalen Anforderung, die gemäss Horowitz et al. (1996) als maladaptive Regulationsprozesse beschrieben worden

sind. Beide Faktoren, das Ressourcenpotential und die emotionale Vulnerabilität, verändern sich. Dabei gilt ein hohes Ressourcenpotential als ein protektiver Faktor.

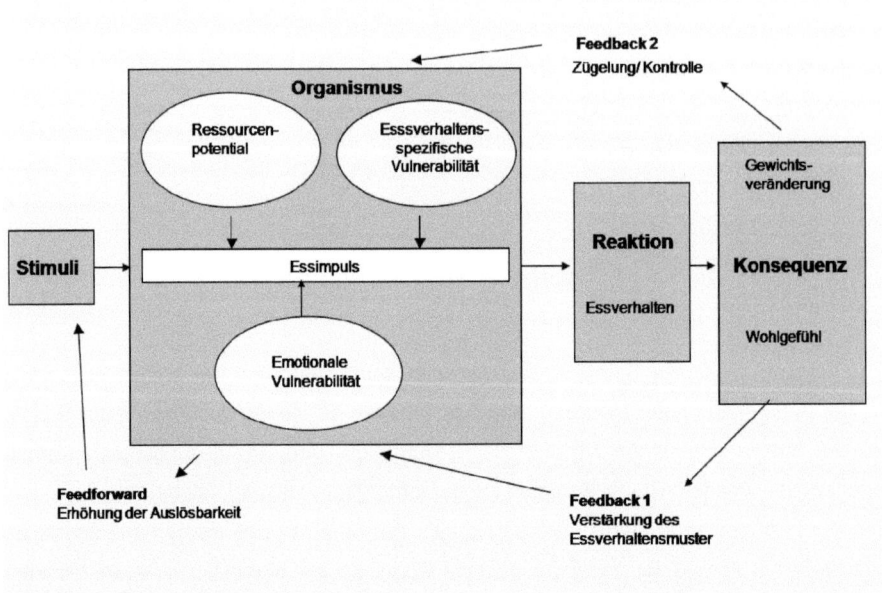

Abb. 5 Psychologisches Modell zum Essverhalten nach Messerli-Bürgy, Znoj und Laederach (2005)

Eine chronisch hohe emotionale Vulnerabilität hingegen widerspiegelt möglicherweise eine Einschränkung in der psychischen Gesundheit oder führt zu erhöhter Anfälligkeit für psychosomatische Symptome. Als dritter Faktor, der innerhalb des Organismus für die Reaktion „Essen" auf einen Stimuli entscheidend ist, ist eine bereits oben kurz erwähnte „essstörungsspezifische Vulnerabilität". Sie beschreibt den Aspekt der erhöhten Störbarkeit oder erhöhten Auslösbarkeit eines Essbedürfnisses, beinhaltet auch den Stellenwert des Essens und die Tendenz, Essen als spezifischen Bewältigungsversuch für bestimmte Situationen zu nutzen. Dabei bleibt die ursprüngliche Entwicklung in der Lebensgeschichte des Menschen hier unklar. Möglicherweise könnte die Theorie von Hilde Bruch (1961) einen Ansatz bieten, welche die in der frühen Kindheit entwickelte, undifferenzierte Verbindung von Erregungszustand und Essverhalten vertreten hat.

Insgesamt beinhaltet der Entwurf (siehe Abbildung 5) ein weit komplexeres Modell mit dynamischen Komponenten, die in Form von Rückkoppelungsprozessen, die ständige Anpassung der Verhaltensprävalenzen ermöglichen. Essstörungsspezifische Rückkoppelungsprozesse bestehen einerseits in der Verstärkung der Reaktion und Erhöhung der Auslösbarkeit oder Erregungsbereitschaft durch einen essspezifischen Stimulus im Sinne einer Faszilitierung und andererseits in einem Kontrollmechanismus, der über die Kognition die Zügelung des Essverhaltens erfordert. Im ersten Kapitel zum Thema Essverhalten wurde die Entwicklung des Essverhaltens oder des „sich Ernährens" beschrieben. Deutlich zeigte sich, dass das Essverhalten nicht einzig und allein von psychischen Prozessen reguliert wird, sondern Hunger und Sattsein klar von physiologischen Steuerungsmechanismen kontrolliert werden. Ein rein psychologisches Essverhaltensmodell erscheint deshalb als inkomplett und möglicherweise sogar als unnütz, würde es nicht durch die psychophysiologischen und biochemischen Einflussfaktoren ergänzt werden.

5 Psychophysiologische und somatische Einflussfaktoren auf das Essverhalten

Nicht nur psychologische, soziale und kulturelle Faktoren beeinflussen unser Essverhalten, auch biologische Mechanismen determinieren die Nahrungsaufnahme. Über einen komplexen physiologischen Steuerungsmechanismus werden Empfindungen wie Hunger und Sättigung bestimmt (Langhans, 2005; Schwartz, et al., 2000). Das Zusammenspiel dieser psychosozialen und biologischen Faktoren machen die Nahrungsaufnahme und das Essverhalten zu einem hoch komplexen und dynamischen Vorgang, der über verschiedene Rückkopplungsprozesse dazu führt, dass die tägliche Energieaufnahme äusserst variabel sein kann. Betrachtet man diese jedoch über längere Zeit, so ist die Energieaufnahme (energy intake) kumulativ gesehen mit dem sogenannten Energieverbrauch (energy expenditure) in einer Balance (Edholm, 1977). Dieser aktive Regulationsprozess wird Energie-Homöostase (Edholm, 1977) genannt.

5.1 Hormonelle Steuerung

Studien zu Hirnläsionen und Hirnstimulationen in den letzten Jahren zeigten, dass der Hypothalamus unter anderem die Funktion eines zentralen Kontrollzentrums für das Essverhalten und das Körpergewicht haben muss. Die Verknüpfungen der Peripherie mit dem Gehirn als zentraler Koordinator und Transformator (Broberger, 2005).
Zur Aufrechterhaltung der beschriebenen Homöostase verwendet das Gehirn die Informationen aus dem metabolischen Zustand des Körpers. Dies erfolgt einerseits über hormonelle Signale, welche die Verfügbarkeit und den Bedarf von metabolischem „Brennstoff" erfasst. Seit Jahrzehnten untersuchen verschiedene Forschungsgruppen auf der Welt diese Mechanismen. So vertrat Kennedy (1953) in den 50er Jahren die Idee, dass inhibitorische Signale im Gehirn entsprechend der Körperfettspeicherung erzeugt werden müssen, welche zu einer Aufnahmeverminderung führen, um so die Energie-Homöostase aufrecht zu halten. Bei Gewichtsreduktion mit Kalorienrestriktionen würden diese inhibitorischen Signale hingegen bis zum Zeitpunkt der erneuten, vermehrten Nahrungsaufnahme gehemmt werden. In Tierexperimenten untersuchten unter anderem Gibbs et. al. (1973) diesen physiologischen Mechanismus des Sättigungsgefühl.

Aufgrund ihrer Resultate vertraten sie die Theorie, dass während der Nahrungszufuhr Signale in Form von Peptiden generiert werden, welche im gastrointestinalen Trakt sezerniert werden und das Sättigungsgefühl regulieren, so dass ein weiteres Füttern oder Essen, beziehungsweise eine weitere Nahrungsaufnahme verhindert wird, und es zu einer Beendigung der Mahlzeit führt. Diese Neuropeptide gelten auch heute noch als Informationsträger im System der Energie-Homöostase, indem die Signale für Sättigung und Hunger über verschiedene Rezeptoren erregt werden können.

5.1.1 Neuropeptid Y (NPY) und Proopriomelanocortin (POMC)

Lokalisiert sind die Rezeptoren für die Hunger- und Sättigungssignale in einem Kern namens Nucleus arcuatus im mediobasalen Teil des Hypothalamus (Broberger & Hokfelt, 2001), welcher aufgrund der Erfahrungen aus Tierexperimenten und klinischen Beobachtungen von Patienten, in welchen speziell die Läsion dieses Kerns zu Hyperphagie und Übergewicht geführt haben (Broberger & Hokfelt, 2001), als das Kontrollorgan der Energie-Homöostase identifiziert wurde. Broberger spricht in seiner Übersichtsarbeit aufgrund der Tatsache, dass an dieser Stelle des Gehirns eine Permeabilität der Bluthirnschranke für den Austausch der Hormone bestehen würde, vom Arcuatuskern als ein metabolischer Sensor (Broberger & Hokfelt, 2001), der alle endokrinen Informationen zu Energieverbrauch und -bedarf integriere. Es sind grundsätzlich zwei chemische Neuronensets zuständig, welche die Energieaufnahme und den Energieverbrauch regulieren: das Neuropeptid Y (kurz NPY) und das Neuropeptid Pro-opriomelanocortin (kurz POMC genannt) (siehe Abbildung 8). Eine erhöhte Aktivierung oder Sekretion von Neuropeptid Y führt dabei zu einer vermehrten Energieaufnahme und vermindertem Energieverbrauch. Unter erhöhtem Prooprio-melanocortin, welches in das Melanocortin-Peptid αMSH umgewandelt wird, führt dies genau zum gegenteiligen Effekt. Die αMSH beeinflussen in einem synaptischen Komplex des Hypothalamus wiederum die Melanocortin-Rezeptoren MC4-R, welche für die Aufrechterhaltung der Energie-Homöostase zuständig sind (Williams, et al., 2001).

5.1.2 Insulin und Leptin

Schwartz (2000) erachtet in seiner Überblicksarbeit das Modell der Neuropeptide Y und Proopriomelanocortin aufgrund des heutigen Forschungsstandes für die Erklärung der Kontrollfähigkeit der Energieaufnahme während den individuellen Mahlzeiten als insuffizient und deshalb als nicht mehr haltbar. Die Beziehung der beiden Neuropeptide des Nucleus arcuatus sei, so wisse man heute, durch einen weiteren Gegenregulationsmechanismus determiniert. Diese Gegenregulation finde über die Hormone Leptin und Insulin (siehe Abbildung 6) statt, indem bei einem metabolischen Überfluss die Sekretion des Neuropeptid Y gebremst und die des Proopriomelanocortins dadurch erhöht werde (Broberger, 2005).

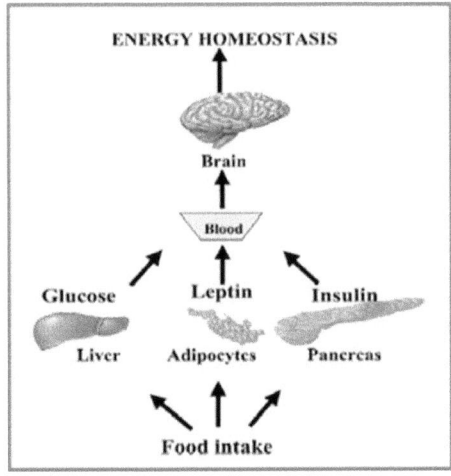

Abb. 6 Metabolische und endokrine Signale, die auf den Hypothalamus und das damit verbundene System der Energie-Homöostase (Energy Homeostasis) einwirken (aus Gerozissis, S.6 (2003))

Das Hormon Insulin wird im Pankreas produziert und gilt als zentraler Regulator für den Glukosehaushalt und als Informationsträger, welches über den Kreislauf (Baura et al., 1993) in das Gehirn eindringt und dort eine Verminderung der Nahrungsaufnahme (Woods, et al., 1979) verursacht und damit wesentlich zur Kontrolle des Körpergewichts über das zentrale Nervensystem beitragen kann. Intracerebroventrikuläre Regulierung von Insulin reduziert die Energieaufnahme (Woods, et al., 1979) über sogenannte Insulinrezeptoren am Nucleus arcuatus. Die Rolle des Insulins ist dabei etwas komplizierter, da Hypoglykämie selbst aus erhöhten Insulin-Serumspiegeln resultieren und dadurch eine Nahrungsaufnahme stimuliert werden kann (Obici, et al., 2002). Allerdings verursacht ein konstanter Blutzuckerspiegel (Glucose) eine Hypophagie bei gleichzeitig steigendem peripherem Insulin (Woods, et al., 1984). Zudem moduliert Insulin den peripheren Energiemetabolismus über die zentrale Inhibition der Umwandlung von Glukose in Fett, welche in der Leber stattfindet (Obici, et al., 2002).

Insulin gilt daher heute als wichtiger Neuromodulator, der nicht nur im Energiehaushalt, sondern auch in den mit dem Essverhalten zusammenhängenden Kognitionen eine zentrale Rolle spielt (Gerozissis, 2003). Seit den Neunziger Jahren wird der Einfluss von Insulin auf die kognitiven Funktionen wie Gedächtnis und Lernen untersucht (Craft et al., 1999; Gasparini, et al., 2002; Park, et al., 2000; Zhao, et al., 1999). So fanden Demenzforscher (Zhao & Alkon, 2001) beispielsweise eine deutliche Verringerung der Insulinrezeptoren bei Alzheimerpatienten, im Gegensatz dazu zeigten sich hohe Insulinspiegel beziehungsweise eine grosse Anzahl von Insulinrezeptoren in einem signifikanten Zusammenhang mit ausgeprägtem assoziativem Lernpotential (Schwartz, et al., 1992). Eine zentrale Rolle für Gedächtnis und Lernen spielt dabei die Hirnstruktur Hippocampus. Sie beinhaltet eine Vielzahl von Insulinrezeptoren und schüttet in depolarisiertem Zustand hohe Mengen an Insulin aus (Gerozissis, 2003; Zhao, et al., 1999). Grundsätzlich sind Lernen und sich Erinnern an bestimmte essverhaltensspezifische Informationen seit jeher für das Überleben des Individuums von äusserster Wichtigkeit. Die Fähigkeit Assoziationen zwischen kalorischem Gehalt eines aktuell verspeisten Nahrungsmittel und den bisherigen Erfahrungen mit dem Energiegehalt anderer Nahrungsmittel zu bilden, sind hier zentral, um den Fortbestand der Spezies zu sichern. Der Hippocampus ist in diese Erkennung oder Verwertung von Hunger-, Sättigungssignalen und den spezifischen Erinnerungen aus den oben beschriebenen Assoziationen involviert (Tracy, et al., 2001; Woods, et al., 2000).

Ausser Insulin ist ein zweites, weitaus weniger bekanntes Hormon, das Leptin, zentral an der Regulation des Essverhaltens beteiligt. Leptin wurde erstmals 1994 in Tierversuchen bei Mäusen mit autosomal rezessiven Genmutationen, welche dieses Hormon encodieren, entdeckt und untersucht (Zhang, et al., 1994). Aufgrund dieser und weiterer Untersuchungen wurde der Begriff der Mäuse mit diesen genetischen Defekten genannt "ob/ob Mice" in der Adipositasforschung bekannt. Diese Genmutationen führten nämlich zu einer Veränderung des Essverhaltens im Sinne einer Hyperphagie und damit schlussendlich zu einer Adipositas. Untersuchungen zu unterschiedlichen Leptinspiegeln führten bei Tieren zudem zu vermehrter Nahrungszufuhr, tiefere Leptinwerte hingegen zu einer Verminderung. In Menschen konnten diese Resultate jedoch nicht eindeutig bestätigt werden. Die Varianz der Leptinspiegel bei den einzelnen Individuen ist bei gleichem Gewicht relativ gross. Leptin wird von Fettzellen (Adipozyten) exprimiert und sezerniert und spielt wahrscheinlich eine zentralere Rolle in der Kontrolle der Energie-Homöostase als Insulin. Die Leptinrezeptoren sind generell zu einem grossen Teil im paraventrikulären Hypothalamuskern und lateralen Hypothalamus, der die Reaktionen während der Änderung des Energiebestandes reguliert, vorhanden. Dabei hat Leptin auf verschiedene neuroendokrine Systeme einen Einfluss. Unter anderem auch auf die Hypothalamus-Hypophysen-Adrenalin-Achse (HPA genannt), die für die Stressregulation relevant ist.

Generell weiss man heute, dass beide Hormone (Insulin und Leptin) an der Aktivierung des Essverhaltens beteiligt sind. Beide Hormone zirkulieren proportional zum Körperfettgehalt (Bagdade, et al., 1967; Considine, et al., 1996) und dringen proportional zum Plasmaspiegel in das zentrale Nervensystem ein (Baura, et al., 1993; Schwartz, et al., 1996). Dabei richten sich Leptin wie auch Insulin nach den zentralen Effektor-Regelmechanismen im Hypothalamus. In Studien mit Essstörungen konnte der Einfluss von Leptin bestätigt werden. So fanden Frederich et al. (2002) generell verminderte Leptinspiegel bei Bulimikerinnen. D'Amore et al. (2001) beschrieben bei Bulimikerinnen und Patientinnen mit der Diagnose Binge-Eating spezifisch vor der Heisshungerattacke erhöhte Leptinspiegel. Dies bestätigt den Einfluss von Leptin auf die Appetitsteigerung und die Zentralität bei der Auslösung von Craving-Verhalten allgemein (Kiefer & Wiedemann, 2004). Auch in Studien zu Alkoholexzessen konnte dieser Zusammenhang belegt werden (Kiefer, et al., 2002; Kraus et al., 2004; Pollmacher, 2002). In einer kürzlich publizierten Arbeit mit saisonal affektiven Störungen fanden Cizza et al. (2005) zudem einen Zusammenhang von winterlichen Depressionen verbunden mit vermehrtem Appetit, vermehrtem Kalorienkonsum und vermehrtem Kohlenhydrate-Craving, und parallel fehlender Anpassung des Plasma-Leptins. Aufgrund des heutigen Forschungsstandes ist anzunehmen, dass die hormonelle und neuroendokrine Regulation weit komplizierter ist. Nebst Insulin und Leptin sowie den Peptiden NPY und POMC sind weitere Peptide identifiziert worden, welche die Energie-Homöostase mitregulieren. So gelten Orexine wie auch das Peptid Agouti-protein (AGRP) oder das Ghrelin als wesentliche Einflussfaktoren. Sie werden momentan alle intensiv erforscht. An dieser Stelle soll jedoch nicht näher darauf eingegangen werden, sondern vielmehr auf einen zentralen Faktor, der bereits im

Zusammenhang mit der Stressregulation kurz erwähnt wurde. Es ist dies die Regulation des autonomen Nervensystems.

5.2 Steuerung durch das autonome Nervensystem

Die Verbindung Hypothalamus-Hypophyse-Adrenalin-Achse, die oben kurz erwähnt wurde und in einem engen Zusammenhang mit der Stressregulation steht, lässt eine weitere Verknüpfung der physiologischen Einflussfaktoren auf das Essverhalten erahnen. Das autonome Nervensystem bildet diese Verbindung. Es unterliegt dem Konzept der Homöostase genauso wie dies bereits bezüglich des Energiehaushaltes im Zusammenhang mit der Nahrungsaufnahme beschrieben wurde. Es beinhaltet zwei Systeme: den Sympathikus und den Parasympathikus. Beide Systeme sind darauf ausgerichtet, einen möglichst stabilen Zustand und damit optimale Bedingungen für den Organismus zu schaffen. Der Sympathikus widerspiegelt grundsätzlich das Arousal oder die Steigerung der Aktivität des Gesamtorganismus, wie dies unter erschwerten Bedingungen wie Stress oder Veränderung erforderlich ist. Der Parasympathikus ist der Antagonist dazu und beinhaltet hauptsächlich die „Bremswirkung" oder Arousalsenkung. Im Hirnstamm findet die eigentliche Regulation des autonomen Nervensystems statt. Währenddem die hypothalamischen Strukturen Informationen aus dem metabolischen Zustand erfassen, integrieren die Nuclei diese im Hirnstamm und reagieren dementsprechend auf Rückmeldungen aus dem Verdauungstrakt. Verbunden sind die Nuclei mit dem Magendarmtrakt über den zehnten Hirnnerv, dem Vagusnerv, welcher afferente wie auch efferente Fasern beinhaltet. Der grösste Teil des viszerosensorischen Inputs (Berthoud & Neuhuber, 2000) gelangt über diesen Vagusnerv zum Hirnstamm. Die Regulation dessen findet im rostralen Teil des Hirnstammes statt (hauptsächlich im Nucleus tractus solitarii und der Area postrema).

Die peripheren Zellkörper liegen in den Nodi des Grenzstranges vor und versorgen diverse innere Organe. Die Regulation des autonomen Nervensystems bei Patienten mit Essverhaltensstörungen ist noch wenig untersucht. Erste Studien weisen jedoch darauf hin, dass bei anorektischen (Casu, et al., 2002; Chatoor, et al., 2004) und bei bulimischen Patienten (Pirke, 1996) eine autonome Dysregulation zu erwarten ist. Ähnliches zeigt sich in den autonomen Testungen bei Übergewichtigen und Adipösen (Laederach-Hofmann, et al., 2000). Besonders ausgeprägt scheint die Dysregulation bei Patienten mit Adipositas und Insulinresistenz zu sein (Frontoni, et al., 2005; Matsumoto, et al., 1999). Die Resultate der autonomen Funktionsuntersuchungen sprechen für eine Integration dieser Mechanismen in einem Modell zu Essverhaltensstörungen, wenn der Anspruch erhoben wird, eine möglichst umfassende Integration der verschiedenen Einflussfaktoren auf das Essverhalten in einem Erklärungsmodell durchzuführen.

5.3. Adaptation des psychologischen Essverhaltensmodell

Eine Anpassung des im Kapitel 4 beschriebenen neuen Modells zum Essverhalten kann deshalb an dieser Stelle nun vorgenommen werden (siehe Abbildung 7). Als Ausgangsbedingungen gelten die Faktoren *emotionale Vulnerabilität*, *Ressourcenpotential* und *essstörungsspezifische Vulnerabilität*, die alle bereits im Kapitel 4 unter den psychologischen Einflussgrössen beschrieben wurden.

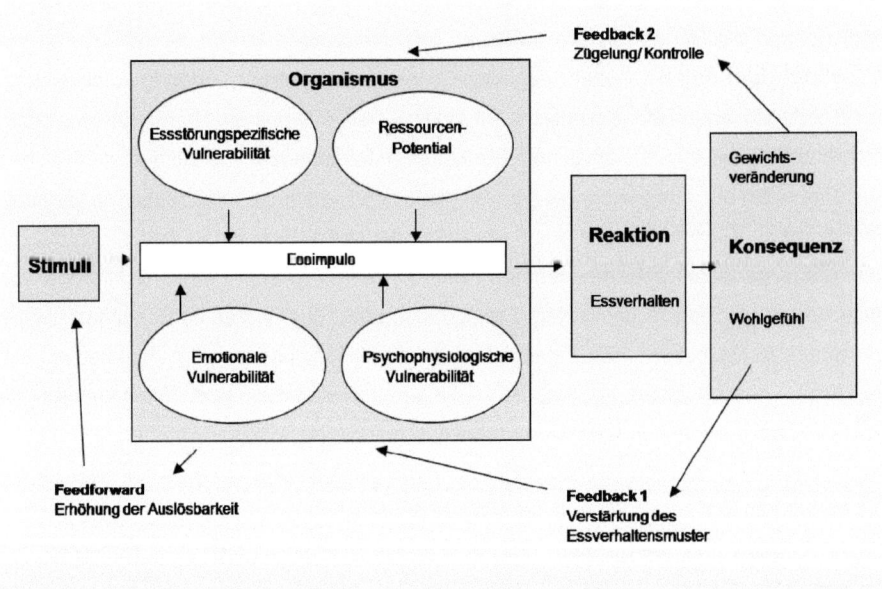

Abb. 7 Psychophysiologisches Modell nach Messerli-Bürgy, Znoj und Laederach (2005)

Die essstörungsspezifische Vulnerabilität wurde an einer früheren Stelle bereits als wesentlicher Faktor in der Bestimmung des Reaktionsmusters „Essen" beschrieben. Aufgrund des Wissens um die Einflussmechanismen von Insulin, Leptin und des autonomen Nervensystems wird hier ein weiterer Faktor vorgeschlagen, der diese psychophysiologischen Aspekte umfasst. Ausgehend von den bisherigen Resultaten zu Essverhaltensstörungen und den psychophysiologischen Variablen werden diese unter dem Begriff der **psychophysiologischen Vulnerabilität** vereinigt. Die Vulnerabilitäten in Kombination mit dem Ressourcenpotential determinieren demzufolge das Essverhaltensmuster. Je nachdem wie es dem Individuum gelingt, mit Hilfe der vorhandenen Ressourcen die Vulnerabilitäten zu regulieren, kann der Impuls etwas zu Essen kontrolliert werden.

In einem nächsten Schritt muss das beschriebene Modell und das Zusammenspiel der verschiedenen Faktoren innerhalb des Organismus geprüft werden. Notwendig erscheint hier auch die empirische Testung der Rückkoppelungsprozesse und ihrer Verbindung zu den einzelnen Faktoren und zum gesamten Ablauf des Essverhaltensmodells. Eine Überprüfung anhand von psychologischen und psychophysiologischen Daten aus verschiedenen Essverhaltensstörungen erscheint in diesem Zusammenhang als sinnvoll. In einem zweiten Schritt gilt es, das Veränderungspotential der einzelnen Faktoren im Verlaufe einer Therapie zu untersuchen und möglicherweise Implikationen für die Therapie von Essverhaltensstörungen zu erstellen.

6 Fragestellungen und Hypothesen zur Modellprüfung

Das im letzten Kapitel diskutierte neuropsychophysiologische Modell zum Essverhalten soll in einem nächsten Schritt auf seine Gültigkeit hin überprüft werden. Dabei erscheint die Bestimmung der Messbarkeit aller beschriebenen Faktoren, die das Essverhalten determinieren, als erstes als wesentlich. In einem zweiten Schritt muss anhand der Messfaktoren eine spezifischere Modellprüfung stattfinden. Dabei erscheint es notwendig nicht nur die einzelnen Faktoren innerhalb des Organismus zu untersuchen, sondern auch die Zusammenhänge und die Verbindung zu den Rückkoppelungsprozessen zu erfassen. Weitere Informationen zu den Regulationsmechanismen bietet möglicherweise die Erfassung der Unterschiede zwischen den verschiedenen Essstörungsformen sowie das Veränderungspotential der Modellfaktoren. In diesem Zusammenhang stellen sich folgende Fragen:

Einflussfaktoren im Modell
- Welche Faktoren des neuropsychophysiologisches Essverhaltensmodell sind erfassbar? Beschreiben die theoretischen Faktoren „essstörungsspezifische Vulnerabilität", „emotionale Vulnerabilität", „Ressourcenpotential, die „psychophysiologische" Vulnerabilität und die kognitive Kontrolle die Einflussfaktoren im Modell zum Essverhalten?
- Welche Zusammenhänge bestehen zwischen den Faktoren essstörungsspezifische Vulnerabilität, emotionale Vulnerabilität und Ressourcenpotential?
- Welche Zusammenhänge lassen sich zwischen der psychophysiologischen Vulnerabilität und den psychologischen Faktoren „essstörungsspezifische Vulnerabilität", „emotionale Vulnerabilität" und „Ressourcenpotential" finden?
- Welcher Zusammenhang besteht zwischen den Faktoren des Essverhaltensmodells und dem Rückkoppelungsmechanismus der kognitiven Kontrolle/ Zügelung des Essverhaltens?

Unterschiede zwischen den verschiedenen BMI-Gruppen
- Unterscheidet sich die Faktorenkonstellation für die verschiedenen BMI-Gruppen?
- Welche Unterschiede zeigen sich zwischen den BMI-Gruppen bezüglich der Subskalen der Faktoren?

Veränderungspotential im Verlauf
- Welche Aspekte, gemäss Modell (Faktoren und Rückkoppelungsmechanismen), verändern sich im Therapieverlauf eines kognitiv-behavioralen multimodalen Therapieprogramms nach drei Monaten und einem Jahr?
- Welche Unterschiede zeigen sich im Vergleich von Patienten mit Therapieerfolg und solchen ohne Erfolg bezüglich der Faktorenkonstellation?

Hypothesen
1. Das Modell zum Essverhalten beinhaltet die messbaren Faktoren und Rückkoppelungsmechanismen zur Erklärung der Entstehung von Essverhaltensstörungen. Es sind dies: das Zusammenwirken von emotionaler Vulnerabilität und Ressourcenpotential, essstörungsspezifischer Vulnerabilität und psychophysiologischer Vulnerabilität, sowie die Rückkoppelungsmechanismen kognitive Kontrolle/ Zügelung des Essens und Verstärkung des Essmusters.

2. Die verschiedenen Störungsbilder des Essverhaltens mit jeweils unterschiedlichen Gewichtsveränderungen widerspiegeln sich im Modell gemäss den beschriebenen Faktoren und unterscheiden sich nur im Ausmass der kognitiven Kontrolle im Essverhalten.

3. Im Therapieverlauf verändern sich die Faktoren und die Rückkoppelungsprozesse abhängig von der Gewichtsausprägung und abhängig von der Gewichtsveränderung.

7 Methodik

7.1 Untersuchungsdesign und Datenerhebung

Die Daten zur Überprüfung des Modells stammen aus der Begleitforschung der psychiatrischen Poliklinik und speziell aus den Eintritts- und Verlaufsuntersuchungen des Innovationsprojekts „Interdepartementales Adipositasprogramm" des Inselspitals Bern, Schweiz. Die Erfassung der psychometrischen Daten fand in der Spezial-Sprechstunde für Essstörungen und Adipositas der Psychiatrischen Poliklinik statt. Die psychophysiologischen Daten wurden in der Sprechstunde für das Autonome Nervensystem (Psychiatrische Poliklinik) erhoben, die Messungen für die somatischen und neuroendokrinen Daten wurden in der Kooperationssprechstunde für Adipositas der Medizinischen Poliklinik des Departements für Allgemeine Innere Medizin am Inselspital Bern durchgeführt.

Der Erfassungszeitraum wurde auf zwei Jahre begrenzt und umfasste alle Patienten der Sprechstunde für Essstörungen und Adipositas des Zeitraums vom 1. September 2003 bis 31. August 2005. Als Einschlusskriterien für die vorliegende Modellprüfung galt die Erfüllung der Diagnosekriterien einer Essstörung sowie die Abgabe eines ausgefüllten Fragebogensets der Sprechstunde.

Für die Modellprüfung standen aufgrund der beschriebenen Kriterien zwei Datensätze zur Verfügung. Ein Datensatz für ein Querschnittdesign aus der psychiatrischen Eintrittsuntersuchung von Patienten mit verschiedenen Ausprägungen von Essstörungen wie Anorexie, Bulimie und Adipositas, und ein zweiter Datensatz für ein Longitudinaldesign aus dem „interdepartementalen Adipositasprogramm" mit drei Messzeitpunkten.

Tab. 2 Zusammenstellung der Datenbasis des Querschnittdesigns der Patienten mit verschiedenen Störungsbildern zum Essverhalten

Störungsbilder	Untersuchungs-zeitpunkt Eintritt	Art der Daten		
		psychometrisch	psychophysiologisch	neuroendokrine
Anorexie	X	X		
Bulimie	X	X		
Adipositas	X	X	X	X

Die Untersuchungen für das Querschnittdesign beinhalten Angaben zu Gewicht und Grösse und der jeweiligen Diagnose sowie psychometrischen Messungen (Resultate des Fragebogensets). Speziell für Patienten mit Adipositas konnten die psychologischen Daten um psychophysiologische und neuroendokrine Messungen ergänzt werden (siehe Tab. 2).

Ein zweiter Datensatz stand für ein Longitudinaldesign im Rahmen der Adipositastherapie zur Verfügung. Psychometrische, psychophysiologische und neuroendokrine Daten sowie Angaben zum Gewicht, zur Grösse und zu bestehenden Krankheiten konnten aus den Eintritts- und Verlaufskontrollen des dreijährigen Therapieprogramms „Adipositastherapie" entnommen werden. Es wurden dabei Patienten aus dem Einzel- und dem Gruppenprogramm während den ersten 12 Monaten der insgesamt dreijährigen Intervention zu drei Untersuchungszeitpunkten – bei Eintritt, im dritten Monat und im zwölften Monat nach Therapiebeginn – untersucht. Alle Patienten des Gruppenprogramms wurden zu allen drei Terminen psychometrisch und psychophysiologisch getestet. Neuroendokrine Messungen fanden nur bei Eintritt und in der Jahreskontrolle statt. Die Patienten des Einzelprogramms wurden desgleichen zu allen drei Zeitpunkten psychometrisch untersucht. Die psychophysiologische und neuroendokrine Messung fand einzig bei Programmeintritt statt (siehe Tab. 3).

Tab. 3 Zusammenstellung der Datenbasis der Interventionsstudie mit Adipositas-patienten aus dem Einzel- und Gruppenprogramm

Intervention	Untersuchungszeitpunkt	Art der Daten		
		psychometrisch	psychophysiologisch	neuroendokrin
Einzel	Eintritt	x	x	x
	nach 3 Monaten	x		
	nach 12 Monaten	x		
Gruppe	Eintritt	x	x	x
	nach 3 Monaten	x	x	
	nach 12 Monaten	x	x	x

Im Rahmen der Abklärungen für die jeweiligen Therapieprogramme fanden für die Patienten weitere Untersuchungen wie ein gesamtes Blutbild, eine Spiroergometrie und eine medizinische Untersuchung (Körperstatus) statt. Deren Daten wurden jedoch, bis auf die Erfassung der Komorbiditäten, in der vorliegenden Arbeit nicht verwenden.

7.2 Population

Für die Überprüfung des Essverhaltenmodells wurden Patienten aus der ambulanten Sprechstunde für Essstörungen und Adipositas der Psychiatrischen Poliklinik berücksichtigt. Diese Sprechstunde ist offen für jedermann. Üblicherweise werden die Patienten vom betreuenden Hausarzt oder Psychiater zugewiesen, oder sie melden sich selbständig an. Nicht selten gelangen Patienten auf Druck ihrer Angehörigen in die Sprechstunde. Telefonisch wird ein Termin für ein psychiatrisches Gespräch vereinbart, an welchem der Patient gebeten wird, im Rahmen der Abklärungen ein Fragebogenset auszufüllen.

Querschnittuntersuchung

Für die vorliegende Querschnittsuntersuchung wurden alle Patienten einbezogen, welche einerseits gemäss psychiatrischer Beurteilung die Kriterien einer Essstörung wie Anorexia nervosa oder Bulimia nervosa oder die Kriterien für Adipositas nach DSM-IV oder ICD-10 erfüllt und das Fragebogenset ausgefüllt haben. In acht Fällen erreichten sie nicht die diagnostischen Kriterien einer Essstörung und einem Teil der Patienten (ca. 25 %) fehlte der Fragebogen aufgrund sprachlicher oder kognitiver Schwierigkeiten oder mangelnder Motivation. Diese Patienten wurden in der Untersuchung nicht berücksichtigt.

Insgesamt wurden 361 Patienten in die Querschnittsuntersuchung eingeschlossen. Nach Störungsbildern ergaben sich 37 Patientinnen mit Anorexie, 58 Patienten mit Bulimie (davon 2 Männer und 56 Frauen), sowie 276 Patienten mit Adipositas (62 Männer und 216 Frauen).

Das Durchschnittsalter im Querschnittdesign variierte vor allem zwischen den Störungsgruppen Adipositas und den beiden anderen stark. Adipöse Patienten waren im Durchschnitt älter und lebten am häufigsten alleine oder mit Partner und Kindern. Die Patienten der beiden Subpopulationen mit Anorexie oder Bulimie lebten hingegen meistens bei den Eltern. Bezüglich Schulbildung hatten adipöse Patienten am häufigsten eine Lehre absolviert, Bulimikerinnen beschreiben am häufigsten ihre schulische Karriere als Hauptschule mit Lehre oder weiterführender Schule. Einzig die Anorektikerinnen machten am häufigsten Abitur oder besuchten eine Hochschule.

Tab. 4   Zusammenstellung der Datenbasis der Querschnittsstudie

	Anorexie		Bulimie		Adipositas		Total	
Anzahl (n=)	37		48		276		361	
Geschlecht (m/f)	0/37		2/46		60/216		62/299	
	M	SD	M	SD	M	SD	M	SD
Alter	23	6.68	25	7.44	41.6	12.7	37.05 **	13.8
Gewicht (kg)	46.3	6.87	59	8.82	111	22	97.14 **	31.7
BMI (kg/m2)	16.5	1.83	20.9	3.06	39.1	6.81	34.20 **	10.6
Schulbildung	2.94	1.05	2.53	0.9	2.34	0.95	2.43 **	0.97
Hauptschule ohne Lehre (n=)	4		6		46		56	
Hauptschule mit Lehre (n=)	9		17		130		156	
weiterführende Schule (n=)	9		17		49		75	
Abitur/ Hochschule (n=)	15		7		45		67	
	M	SD	M	SD	M	SD	M	SD
Soziale Strukturen	4.02	1.67	3.27	1.81	2.93	1.46	3.09**	1.56
allein lebend (n=)	7		14		76		97	
mit Kind/ern (n=)	0		3		16		19	
mit Partner (n=)	5		9		76		90	
mit Partner und Kind/ern (n=)	1		1		70		72	
bei den Eltern (n=)	21		17		24		62	
andere Wohnform (n=)	3		3		11		17	

** $p<0.01$

Längsschnittuntersuchung

Für die Interventionsstudie wurden alle Patienten mit einem BMI von mindestens 30, der Diagnose Adipositas und einem ausgefüllten Fragebogenset berücksichtigt. Ausgeschlossen wurden insgesamt 45 Patienten, welche den Fragebogen aufgrund sprachlicher oder kognitiver Schwierigkeiten nicht ausgefüllt hatten. Sieben Patienten mussten zudem ausgeschlossen werden, da sie nachträglich das Therapieangebot von Einzelprogramm zu Gruppenprogramm oder umgekehrt gewechselt hatten und somit eine klare Gruppenzuteilung nicht mehr möglich war.

Tab. 5 Zusammenstellung der Datenbasis der Interventionsstudie mit Adipositaspatienten aus dem Einzel- und Gruppenprogramm

	Einzelprogramm		Gruppenprogramm		Total	
Anzahl (n=)	91		107		198	
Geschlecht (m/f)	27/64		15/92		42/136	
	M	SD	M	SD	M	SD
Alter	41.6	12.02	43.8	13.21	42.8	12.7
Gewicht	109	22.88	110	21.72	110	22.21
BMI	37.5	6.48	39.3	6.89	38.5	6.74
Bauchumfang (waist)	117	18.18	123	16.42	120	17.48
Komorbiditäten	2.12	2.16	2.24	2.08	2.09	2.23
Schulbildung	2.45	0.99	2.24	2.08	2.34	0.96
Hauptschule ohne Lehre (n=)	14		22		36	
Hauptschule mit Lehre (n=)	38		50		88	
weiterführende Schule (n=)	18		20		38	
Abitur/ Hochschule (n=)	18		14		32	
	M	SD	M	SD	M	SD
Soziale Strukturen	2.98	1.45	2.85	1.36	2.9	1.4
allein lebend (n=)	25		27		52	
mit Kind/ern (n=)	4		10		14	
mit Partner (n=)	23		36		59	
mit Partner und Kind/ern (n=)	29		23		52	
bei den Eltern (n=)	7		8		13	
andere Wohnform (n=)	3		3		6	

In der longitudinalen Untersuchung wurden 91 Patienten des Einzelprogramms und 107 Patienten des Gruppenprogramms mit einem Durchschnittsalter von 42.7 ± 12.7 Jahren erfasst. In den beiden Therapiegruppen gab es keinen Unterschied bezüglich des Alters, hingegen waren verhältnismässig mehr Männer im Einzel- als im Gruppenprogramm. In beiden Gruppen gaben die meisten Patienten unter Schulbildung eine absolvierte Lehre an. Am häufigsten lebten die Patienten des Einzelprogramms mit Partner und Kindern, die des Gruppenprogramms mit einem Partner oder alleine. Bezüglich des mittleren Gewichtes zeigte sich kein signifikanter Unterschied zwischen den Gruppen, im Durchschnitt wogen die Patienten bei Eintritt 109.6 ± 22.2kg, dies entspricht einem Body Mass Index von 38,4 ± 6.7 kg/m^2.

7.3 Messinstrumente

Die Erfassung der verschiedenen psychisch-emotionalen und psychophysiologischen sowie neuroendokrinen Faktoren und deren dazugehörigen Verfahren wurde im Konzept des Adipositasprogramms (Laederach-Hofmann et al., 2002) aufgrund der mehrjährigen Erfahrung und der aus der Literatur bekannten Messmethodik festgelegt. Um eine Vergleichbarkeit zwischen Patienten aus dem Adipositasprogramm und Patienten mit anderen Essstörungen zu ermöglichen, hatte man bereits Jahre zuvor das Fragebogenset mit Verfahren zum Essverhalten, zur Persönlichkeitsstruktur und emotionaler Befindlichkeit sowie spezifischer zur Erfassung der Emotionsregulation beziehungsweise Selbstregulation vereinheitlicht, und ebenfalls die psychophysiologischen, wie auch neuroendokrinologischen Messungen gemäss internationaler Standards durchgeführt.

7.3.1 Psychometrie

Das Fragebogenset beinhaltet das Messverfahren zum Essverhalten, zur emotionalen Befindlichkeit und Persönlichkeitsstruktur sowie spezifische Fragebogen zur Emotionsregulation und zu Copingstrategien. Die entsprechenden Fragebogen mit den dazugehörigen Skalen und den Angaben zur Zuverlässigkeit werden im folgenden Abschnitt verdeutlicht. Für jedes Messinstrument wurde pro Skala eine Reliabilitätsprüfung durchgeführt, die jeweils im Anschluss an die allgemeinen Informationen des jeweiligen

Fragebogens tabellarisch aufgelistet sind. Das verwendete Fragebogenset befindet sich im Anhang.

Essverhaltensspezifische Fragebogen

Zur Erfassung des Essverhaltens wurden zwei im deutschen Raum allgemein bekannte Messinstrumente angewendet, die gemäss den jeweiligen Fragebogenautoren für alle Störungsbilder des Essverhaltens eingesetzt werden können. Es sind dies der Fragebogen zum Essverhalten (Pudel & Westenhöfer, 1989) und das Inventar zum Essverhalten und Gewichtsproblemen (Diehl & Staufenbiel, 2002).

Der Fragebogen zum Essverhalten (FEV) von Westenhöfer und Pudel (1989) stellt die deutsche Übersetzung des „Three-Factor-Eating-Questionnaire" von Stunkard und Messick (1985) dar und gilt als Messinstrument zur Erfassung von essverhaltensspezifischen Aspekten, welche aus Sicht der Autoren eine besondere Relevanz bei der Entwicklung und Aufrechterhaltung einer Essstörung beschreiben. Folgende Skalen sind dabei erfasst: die kognitive Kontrolle oder auch gezügeltes Essverhalten genannt, die Störbarkeit des Essverhaltens und als dritte Skala die erlebten Hungergefühle. Der Fragebogen umfasst insgesamt 60 Fragen, die entweder über eine dichotome Antwortstruktur mit „trifft zu" und „trifft nicht zu" sowie bei einem Teil mittels vierstufiger Likertskala beantwortet werden können. Der FEV wurde anhand von drei verschiedenen Stichproben von Westenhöfer und Pudel auf seine Gütekriterien hin geprüft und je nach Skala und Stichprobe fanden die beiden ein Cronbach Alpha von 0.74 bis 0.86.

Tab. 6 Resultate der Reliabilitätsprüfung des FEV anhand der eigenen Stichprobe

Skala	Cronbach Alpha
Kognitive Kontrolle	0.66
Störbarkeit im Essverhalten	0.75
Erlebte Hungergefühle	0.77
Total	0.72

In der Reliabilitätsprüfung, der in der vorliegenden Arbeit beschriebenen Stichprobe mit Patienten mit verschiedenen Essverhaltensstörungen und unterschiedlichen Gewichtsausprägungen wurden Cronbach Alphas von 0.66 bis 0.77 erreicht. Diese entsprechen damit bezüglich der Skalen Störbarkeit im Essverhalten und erlebte Hungergefühle den Erwartungen. Die Skala kognitive Kontrolle liegt mit α = 0.66 unterhalb der Zuverlässigkeitsangaben der Fragebogenautoren. Möglicherweise könnte die ausgeprägte Varianz der verschiedenen Störungsbilder bezüglich der hier gemessenen kognitiven Kontrolle eine Erklärung für die verminderte interne Konsistenz sein.

Das Inventar zum Essverhalten und Gewichtsproblemen (IEG) wurde von Diehl und Staufenbiel (2002) anhand eines Itempools aus veröffentlichten und unveröffentlichten Fragebogenitems faktoranalytisch entwickelt, und gilt aktuell als einziges psychometrisches Verfahren, welches für alle Gewichtsausprägungen der verschiedenen Essverhaltensstörungen eingesetzt werden kann. Insgesamt 14 Hauptskalen und 9 Zusatzskalen erfassen das Essverhalten. Hauptskalen sind: die Einstellung zum Essen oder der Stellenwert des Essens; die Stärke und Auslösbarkeit des Essbedürfnisses; die sozial-situativen Auslöser für Mehressen; die Wirkung des Essens; das Essen als Mittel gegen (emotionale) Belastung; das Essen und Gewicht als Problem; die Zügelung des Essens; die Einstellung zur gesunden Ernährung; die Einstellung zu Übergewichtigen; die Essgeschwindigkeit; das Essen zwischen den Mahlzeiten; das nächtliche Essen; die Esszwänge in der Kindheit und die Belastung durch das Übergewicht.

Tab. 7   Resultate der Reliabilitätsprüfung der IEG-Hauptskalen anhand der eigenen Stichprobe

Skala	Cronbach Alpha
Stellenwert des Essens	0.76
Stärke und Auslösbarkeit des Essbedürfnisses	0.92
Sozial-situative Auslöser für Mehressen	0.70
Wirkung des Essens	0.83
Essen als Mittel gegen (emotionale) Belastung	0.96
Essen und Gewicht als Problem	0.82
Zügelung des Essens	0.76
Einstellung zu gesunder Ernährung	0.75
Einstellung zu Übergewichtigen	0.66
Essgeschwindigkeit	0.90
Essen zwischen den Mahlzeiten	0.78
Nächtliches Essen	0.81
Esszwänge in der Kindheit	0.77
Belastung durch Übergewicht	0.93

Zudem können folgende Zusatzskalen errechnet werden: die Angst vor einer Gewichtszunahme; die Unzufriedenheit mit der Figur; die Bulimie (Ess-/Fressanfälle); die Übelkeit und das Erbrechen nach dem Essen; das Gefühl äusserer Esszwänge; die Überforderungs- und Minderwertigkeitsgefühle; der Perfektionismus und die Leistungsmotiviertheit; die zwischenmenschliche Verschlossenheit sowie die Angst vor den eigenen Gefühlen. Der IEG umfasst insgesamt 192 Items, die anhand einer 4-stufigen Likertskala mit „trifft zu" über „trifft überwiegend zu", „trifft überwiegend nicht zu" bis „trifft nicht zu" beantwortet werden können. Die Werte von Cronbach's Alpha liegen zwischen α = 0.61 und α = 0.91. Die Reliabilitätsprüfung zur Stichprobe der vorliegenden Arbeit erreichten mit Werten zwischen 0.66 und 0.96 in den Haupt- und Zusatzskalen und erfüllten damit die Erwartungen.

Tab. 8   Resultate der Reliabilitätsprüfung der IEG-Zusatzskalen anhand der eigenen Stichprobe

Skala	Cronbach Alpha
Angst vor Gewichtszunahme	0.83
Unzufriedenheit mit der Figur	0.87
Ess/ Fressanfälle	0.90
Übelkeit und Erbrechen nach dem Essen	0.83
Gefühl äusserer Esszwänge	0.71
Überforderungs- und Minderwertigkeitsgefühle	0.81
Perfektionismus und Leistungsmotiviertheit	0.66
Zwischenmenschliche Verschlossenheit	0.68
Angst vor eigenen Gefühlen	0.78

Emotionale Befindlichkeit und Persönlichkeitsstruktur

Zur Erfassung der emotionalen Befindlichkeit und der Persönlichkeitsstruktur wurden drei Messinstrumente angewendet, die vor allem im psychosomatischen Forschungsgebiet bekannt sind. Es sind dies der Fragebogen „Hospital Anxiety and Depression Scale" (Herrmann, Buss, & Snaith, 1995), das State-Trait-Ärgerausdrucks Inventar (Schwenkmezger, Hodapp, & Spielberger, 1992) und das NEO-Fünf-Faktoren Inventar (Borkenau & Ostendorf, 1993).

Das NEO-Fünf-Faktoren Inventar (NEO-FFI) nach Costa und Mc Crae (1985; 1992), übersetzt durch Borkenau & Ostendorf (1993), ist ein Fragebogen zur Erfassung der Persönlichkeitsstruktur. Auf der Grundlage des Fünffaktorenmodells von Cattell (Cattel, 1943) wurde dieser Fragebogen entwickelt. Er beinhaltet 60 Items und beschreibt die fünf faktoranalytisch eruierten Skalen Neurotizismus, Extraversion, Offenheit, Gewissenhaftigkeit und Verträglichkeit. Alle Fragen werden mittels 5-stufiger Likert-Skala beantwortet. Im Fragebogenmanual beschreiben die Autoren Werte der internen Konsistenz von α =0.71 bis 0.85, welche in der Reliabilitätsprüfung, der in dieser Arbeit beschriebenen Population, Werte von 0.61 bis 0.85 erreichen und damit in den Skalen Gewissenhaftigkeit und Verträglichkeit das erwartete Reliabilitätsniveau nicht ganz erreichen.

Tab. 9   Resultate der Reliabilitätsprüfung des NEO-FFI anhand der eigenen Stichprobe

Skala	Cronbach Alpha
Neurotizismus	0.85
Extraversion	0.77
Offenheit für Erfahrungen	0.72
Gewissenhaftigkeit	0.67
Verträglichkeit	0.61
Total	0.78

Die Hospital Anxiety and Depression Scale – deutsche Version (HADS-D) von Hermann-Lingen, Buss und Snaith (1995) ins Deutsche übersetzt, stammt ursprünglich von Zigmond & Snaith (1983) und erfasst die beiden Skalen Ängstlichkeit und Depressivität anhand von insgesamt 14 Items. Die Beantwortung findet aufgrund einer 4-stufigen Likertskala statt. Dabei werden die Punkte 0-3 vergeben. In der deutschen Stichprobe von Hermann-Lingen et al. (1995) konnte ein Cronbach Alpha von α = 0.80 und 0.81 erreicht werden. Die Überprüfung der Reliabilität der vorliegenden Studiendaten weisen Werte von 0.81 und 0.84 auf und genügen damit den Anforderungen der Gütekriterien.

Tab. 10 Resultate der Reliabilitätsprüfung des HADS anhand der eigenen Stichprobe

Skala	Cronbach Alpha
Ängstlichkeit	0.84
Depressivität	0.81
Total	0.89

Das Spielberger State and Trait Anger Expression Inventory (STAXI) von Schwenkmezger, Hodapp & Spielberger (1992) wurde zur Erfassung von Ärgerbereitschaft und Umgang mit Ärger entwickelt und umfasst 44 Items, welche anhand einer Likert-Skala mit vier Abstufungen beantwortet werden können. Die daraus resultierenden Skalen beschreiben einerseits die aktuelle Ärgerlichkeit (state anger), die allgemeine Ärgerbereitschaft (trait anger), die Tendenz Ärger zu unterdrücken (anger-in), die Tendenz Ärger nach aussen abzureagieren (anger-out) sowie die Ärgerkontrolle (anger control). Die erste Skala zur aktuellen Ärgerlichkeit wurde in dieser Untersuchung mit Essverhaltensgestörten aufgrund der fehlenden Relevanz für die Fragestellung nicht berücksichtigt. Die Zuverlässigkeit wird je nach Skala mit Werten von α = 0.79 bis 0.95 beschrieben. Die interne Konsistenz in der hier untersuchten Population erreicht ein ausreichendes Niveau mit Werten zwischen 0.82 und 0.86.

Tab. 11 Resultate der Reliabilitätsprüfung des STAXI anhand der eigenen Stichprobe

Skala	Cronbach Alpha
Ärgerbereitschaft	0.85
Tendenz, Ärger nach innen zu richten	0.86
Tendenz, Ärger nach aussen zu richten	0.83
Ärgerkontrolle	0.82

Der Fragebogen zum Körperbild nach Clement & Löwe (1996) misst zwei Komponenten des Körperbildes: die ablehnende Körperbewertung, die besonders ausgeprägt in bestimmten Diagnosegruppen wie Essstörungen vorhanden ist; und die vitale Körperdynamik, welche das Gefühl von innerer Energie und Kraft beschreibt. Anhand verschiedener Stichproben konnte der 20-Item umfassende Fragebogen mit 5-stufiger

Likert-Skala auf seine Kriterien hin überprüft werden. Er erreicht gemäss den Fragebogenautoren eine interne Konsistenz von α = 0.84. In der Reliabilitätsprüfung der vorliegenden Daten zeigte sich ein ausreichendes Cronbach Alpha von 0.83 und 0.91.

Tab. 12 Resultate der Reliabilitätsprüfung des NEO-FFI anhand der eigenen Stichprobe

Skala	Cronbach Alpha
Ablehnende Körperbewertung	0.91
Vitale Körperdynamik	0.83

Emotionsregulation und Copingstrategien
Zur Erfassung der emotionsregulatorische Fertigkeiten und Copingstrategien wurden die beiden Fragebogenverfahren EMOREG (Znoj, 2000) und CISS, letztere als adaptierte Version von Kälin und Semmer (1991) eingesetzt.

Der Fragebogen zur Emotionsregulation (EMOREG) von Znoj (2000) erfasst adaptive und maladaptive Emotionsregulation mit den Skalen Autokontrolle, Ausdruck von Emotionen, Vermeidung, Verzerrung und maladaptive Emotionsregulation. Dabei gelten die ersten beiden Skalen als erfolgreiche oder adaptive Emotionsregulationsmechanismen, während letztere alle maladaptiv sind. Der Fragebogen wird routinemässig in der Psychotherapeutischen Praxisstelle der Universität Bern eingesetzt und beinhaltet 26 Items, die anhand einer 6-stufigen Likert-Skala beantwortet werden können. Die Reliabilitätsprüfung des Fragebogenautors erreicht ein Cronbach α von 0.60 bis 0.80. In der vorliegenden Untersuchung genügen die Skalen Autokontrolle, Vermeidung, Verzerrung und maladaptive Emotionsregulation diesen Vorgaben. Sie alle erreichen Cronbach Alphas von 0.66 bis 0.82. Einzig die Skala Ausdruck liegt mit dem Wert α=0.47 unter der erwarteten internen Konsistenz und muss deshalb in den Auswertungen kritischer betrachtet werden.

Tab. 13 Resultate der Reliabilitätsprüfung des NEO-FFI anhand der eigenen Stichprobe

Skala	Cronbachs Alpha
Autokontrolle	0.82
Ausdruck	0.47
Vermeiden, emotionsregulatorisch	0.66
Verzerren, emotionsregulatorisch	0.66
Maladaptive Emotionsregulation	0.76

Coping Inventory of Stressful Situations (CISS) wurde von Endler und Parker (1990) entwickelt und von Semmer, Tschan und Schade (1991) ins Deutsche übersetzt. Kälin (1995) verfasste daraus eine Kurzversion. Anhand des Fragebogens lassen sich die Skalen Aufgabenorientiertes Coping, Emotionsorientiertes Coping, Vermeidungsorientiertes Coping, Sozial-Ablenkungsorientiertes Coping und Zerstreuungsorientiertes Coping unterscheiden. Zusätzlich haben Kälin und Semmer den CISS um eine weitere Skala – die des Palliativen Copings – ergänzt (Kälin & Semmer, 2001). Zum heutigen Zeitpunkt stehen keine Normierungsdaten zur Verfügung. Die Reliabilitätsanalyse der vorliegenden Stichprobe ergab folgende Cronbach Alpha:

Tab. 14 Resultate der Reliabilitätsprüfung der CISS-Kurzform anhand der eigenen Stichprobe

Skala	Cronbach Alpha
Aufgabenorientiertes Coping	0.71
Emotionsorientiertes Coping	0.71
Vermeidungsorientiertes Coping	0.67
Subskala Zerstreuungsorientiertes Coping	0.74
Subskala sozial-ablenkungorientiertes Coping	0.59
Palliatives Coping	0.70

7.3.2 Die somatische, neuroendokrine und psychophysiologische Erhebung

Zur Erfassung der Gewichtsdaten, des allgemeinen Gesundheitszustandes sowie der für das Essverhalten zentralen Parameter wurde ein Körperstatus erhoben, eine Blutuntersuchung sowie eine Testung des autonomen Nervensystems durchgeführt.

Somatische Untersuchung - Körperstatus

In einer ärztlichen Untersuchung wurde bei allen Adipositaspatienten des Therapieprogramms bei Eintritt der allgemeine Gesundheitszustand überprüft. Die Untersuchung wurde in einer Sprechstunde für Adipositas in der Poliklinik für Allgemeine Innere Medizin durch einen Assistenzarzt und dem zuständigen Oberarzt durchgeführt. Dazu gehörte ein anamnestisches Interview und eine körperliche Untersuchung. Bestimmt wurde in diesem Rahmen das aktuelle Körpergewicht, Puls- und Blutdruckwerte sowie allgemeine Angaben zu bestehenden Allergien, dem Konsum von Nikotin und Alkohol sowie anderen Noxen und die aktuellen und bisherigen Krankheiten erfasst, um so ein Gesamtbild von möglichen Einflussfaktoren auf den Gesundheitszustand zu erhalten und in der Messung der autonomen Funktionen die bestehenden Komorbiditäten, welche das Resultat verfälschen können, zu kontrollieren.

Anhand eines Kodierungssystems wurden die anamnestischen Angaben nachträglich quantitativ auf ihren Einfluss auf die Funktionen des autonomen Nervensystems durch einen Spezialisten der Inneren Medizin bewertet. Das Ratingsystem wurde so festgelegt (siehe Tab.15), dass zwischen keinem Einfluss, wenig Einfluss, mässigem Einfluss und einem wissenschaftlich klar belegten Einfluss unterschieden werden konnte.

Tab. 15 Ratingsystem zur Erfassung der medikamentösen und krankheitsspezifischen Einflussfaktoren auf das autonome Nervensystem

Rating	Beschreibung
0	Kein Einfluss
1	Wenig Einfluss
2	Mässiger Einfluss
3	Einfluss klar belegt

Dabei konnte es sich entweder um eine Beeinflussung durch eine Krankheit selbst oder durch deren Medikation handeln. Beides wurde in der Kodierung berücksichtigt. Die Resultate dazu finden sich im Ergebnisteil.

Die neuroendokrine und blutchemische Untersuchung
In der oben beschriebenen Eintrittsuntersuchung wurden folgende blutchemische und endokrinologische Faktoren bestimmt: Nüchternblutzucker, HbA1C, die Leberwerte ASAT und alkalische Phosphatase, C-Reaktives Protein, Albumin, Kalium, das Schilddrüsenhormon TSH, die Hormone Insulin und Leptin sowie die Parameter Hämoglobin, Hämatokrit und Leukozyten.

Die Faktoren Glucose, Insulin und Leptin beeinflussen das Essverhalten und wurden deshalb im neuropsychphysiologischen Modell zum Essverhalten beschrieben und in der Überprüfung des Modells berücksichtigt. Alle anderen Faktoren dienten einzig als Kontrollvariablen zur Erfassung des allgemeinen, körperlichen Gesundheitszustandes.

Die psychophysiologische Untersuchung
Die psychophysiologische Messung wurde im Labor „Autonomes Nervensystems" in der Psychiatrischen Poliklinik des Departements für Allgemeine Innere Medizin untersucht. Zur Bestimmung der Aktivitäten des autonomen Nervensystems wird anhand eines international gängigen nicht-invasiven Verfahrens (Novak, et al., 1997; Stys & Stys, 1998) während der gesamten, einstündigen Untersuchung ein Elektrokardiogramm geschrieben. Puls, Blutdruck und Atemfrequenz werden mittels Impedanzsignal und Finger-Plethysmographie kontinuierlich erfasst. Der Patient wird während der Testung insgesamt 5 verschiedenen Testphasen ausgesetzt. In einer ersten Phase soll sich der Patient während 10 Minuten möglichst entspannen. Anschliessend wird der Patient während jeweils 2 Minuten zwei unterschiedlichen Stressoren ausgesetzt (siehe Abb.8). Zwischen den beiden Stressphasen sowie nach der zweiten Stressphase durchläuft der Patient eine Erholungsphase von mindestens 10 Minuten, während denen sich der Patient erneut entspannen soll. In allen Ruhe- und Erholungsphasen verlässt der Untersuchungsleiter den Raum.

Ruhephase	Mentale Stressphase	Erholungsphase 1	Physikalische Stressphase	Erholungsphase 2
10 min	2 min	10 min	2 min	10 min

Abb. 8 ANS-Testablauf mit den einzelnen Testphasen

Die in dieser Testung verwendeten Stressparadigmen sind international gängige Methoden (Berntson, et al., 1994; Cardiology Task Force, 1996). Als mentaler Stressor wird hier das Stroop-Paradigma verwendet (Hoshikawa & Yamamoto, 1997). Der Patient erhält eine Liste mit Farbwörtern, die in einer inkongruenten Farbe geschrieben sind. Der Patient hat die Aufgabe möglichst rasch und ohne Fehler jeweils die Farbe des Wortes laut zu nennen, jedoch nicht die Wörter zu lesen. Die Interferenzwirkung führt zu einer sympathischen Aktivierung (Forst et al., 1996). Als physikalischer Stressor stehen verschiedene physikalische Methoden zur Verfügung. Eine der gängigsten und an der Psychiatrischen Poliklinik verwendeten Methoden ist der Eiswassertest (Cold Pressure-Test). Der Patient wird dazu instruiert, seine Hand während zwei Minuten in Null Grad kaltes Wasser (eine Mischung aus Wasser und Eis) zu halten. Aufgrund der durch die Kälte verursachten peripheren Vasokonstriktion und Schmerzprovokation findet eine autonome Regulation statt (Allen & Crowell, 1989), die mit einer Erhöhung der Sympathikusaktivität einhergeht.

Der Blutdruck, die Pulsfrequenz und das Elektrokardiogramm werden während der gesamten Messzeit durch den Untersuchungsleiter überwacht. Die Aktivitäten der autonomen Regulation können mittels Fourier-Transformationsanalyse der gemessenen Variablen bestimmt werden und sind in nur graphischer Form während der Messzeit ersichtlich. Nach Beendigung der Messphase können alle Berechnungen der Spektralanalyse dem Auswertungsprotokoll des Messsystems von CNSystems (CNSystems, Graz, Austria) entnommen werden (siehe Abb.9).

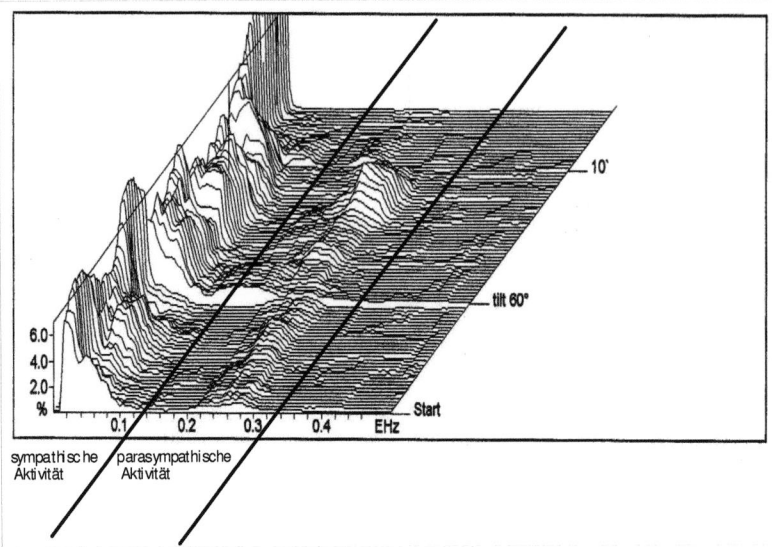

Abb. 9 graphische Darstellung der sympathische und parasympathische Aktivitäten während unterschiedlicher Messphasen

Die sympathischen (Frequenzbereich 0.5-1.5 Hz, bekannt unter dem Begriff „low frequency") und die parasympathischen Aktivitäten (1.5 –3.8 Hz, „high frequency") sind in der gezeigten Graphik ersichtlich. Nach der Messung können alle Messwerte in Form eines Auswertungsprotokolls ausgedruckt werden. Darin sind einerseits die sympathischen und parasympathischen Frequenzen, das Verhältnis der Frequenzen (LF/HF) und die Barorezeptorsensitivität für die jeweiligen Untersuchungsphasen gemittelt. Andererseits sind kardiale Parameter wie die Herzfrequenz, das Schlagvolumen, das Herzzeitvolumen, sowie der mittlere Blutdruck und der totale periphere Widerstand ebenfalls für die jeweilige Testphase gemittelt erfasst.

Zur Weiterberechnung müssen die Frequenzwerte logarithmiert werden, um die Vergleichbarkeit unter den verschiedenen Testpersonen zu ermöglichen. Zur Erfassung der Stressreaktivität und Erholbarkeit gilt die Differenzrechnung von zwei aufeinander folgenden Testphasen als gängige Methode (Weidmann, 1981).

7.4. Operationalisierung der Faktoren

Zur Überprüfung des dargestellten Essverhaltensmodells (siehe Abb. unten) wurden die Modellfaktoren operationalisiert. Da die Datenerhebung in Form einer Begleitforschung durchgeführt wurde, und dadurch die Messinstrumente bereits im von der Spitalleitung verabschiedeten Konzept festgelegt waren, konnten nicht alle Faktoren überprüft werden.

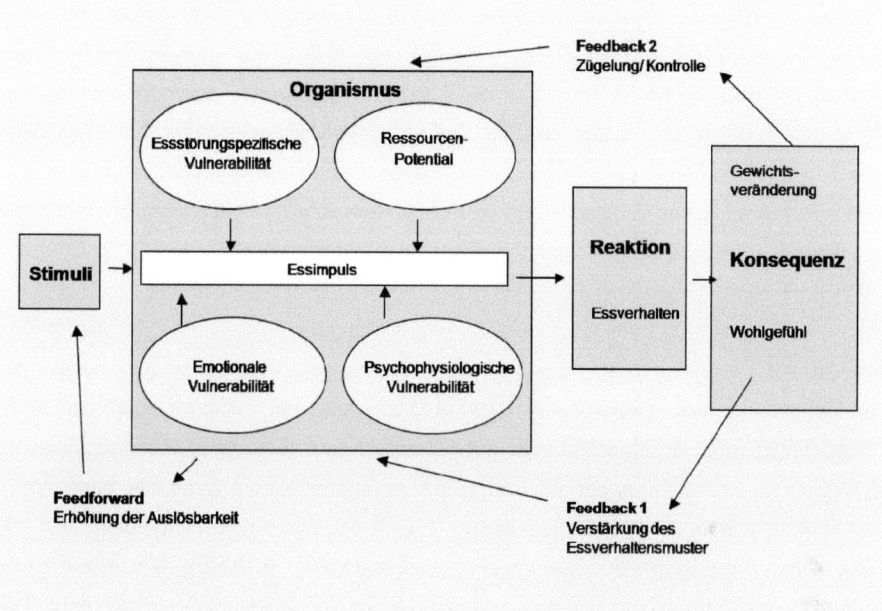

Abb. 10 Essverhaltensmodell nach Messerli-Bürgy, Znoj und Laederach (2005)

Nachfolgend sind alle Faktoren des Modells und die dazugehörigen Messparameter beschrieben.

Stimuli: Unter Stimuli werden alle olfaktorischen, gustatorischen und visuellen Reize der Umgebung zusammengefasst. Aufgrund der Datenerhebung (Begleitforschung) konnten in dieser Modellüberprüfung keine Stimuli gemessen werden.

Organismus: Innerhalb des Organismus wurden vier Faktoren im Modell beschrieben, die das Essverhalten determinieren sollen. Sie alle werden nachfolgend detailiert erklärt. Der durch den Stimulus ausgelöste Essimpuls (siehe Modell) konnte in der ersten Überprüfung anhand der vorliegenden Messverfahren nicht erfasst werden.

Psychophysiologische Vulnerabilität: die psychophysiologische Vulnerabilität umfasst die neuroendokrinen Faktoren Leptin und Insulin und dem dazugehörigen Blutzucker (Glucose) sowie die parasympathische Aktivität in Ruhe (HFHR1), unter mentalem (HFHR2) und physikalischem Stress (HFHR4), als auch in den jeweiligen Erholungsphasen (HFHR3, HFHR5). Ebenfalls als Ausdruck veränderter psychophysiologischer Vulnerabilität gelten die Verhältnisse der Sympathischen/ Parasympathischen Regulation (LFHF1, LFHF2, LFHF3, LFHF4, LFHF5), sowie die Stressreaktivität und Erholbarkeit von einem Ruhe- zu einem Stresszustand und umgekehrt (parasympathische Differenzwerte der jeweiligen nacheinanderfolgenden Phasen (Differenz (HFHR1-HFHR-2) Differenz (HFHR2-HFHR-3) Differenz (HFHR3-HFHR-4) Differenz (HFHR4-HFHR-5).

Emotionale Vulnerabilität: Zur emotionalen Vulnerabilität gehören nebst der Grundstimmung wie Depressivität (HADS-D-Depressivität), Ängstlichkeit (HADS-D-Ängstlichkeit) und Ärgerbereitschaft (STAXI-trait-anger) und deren Umgangstendenz (STAXI-Anger-in, STAXI-anger-out und STAXI-angercontrol) die generelle maladaptive Emotionsregulation (EMOREG-maladaptiv, (IEG-Angst vor eigenen Gefühlen) und die spezifischen maladaptiven Strategien, Verzerrungen (EMOREG-Verzerren) und Vermeidungen (Vermeiden) beziehungsweise die emotionsorientierten und vermeidungsorientierten, zerstreuungsorientierten und sozial-ablenkungsorientierten Copingstrategien (CISS-emotionsorientiert, CISS-vermeidungsorientiert, CISS-zerstreuungsorientiert und CISS-sozial-ablenkungsorientiert).

Essstörungsspezifische Vulnerabilität: Die essstörungsspezifische Vulnerabilität soll einerseits durch die Störbarkeit im Essverhalten (FEV-Störbarkeit) und die erlebten Hungergefühle (FEV-erlebte Hungergefühle) sowie durch die Auslösbarkeit des Essbedürfnisses (IEG-Stärke und Auslösbarkeit des Essbedürfnisses) und die Anfälligkeit für Mehressen (IEG-sozial-situative Auslöser für Mehressen) sowie durch die spezifischen essbezogenen Erfahrungen (IEG-Esszwänge in der Kindheit und IEG Gefühl äussere Esszwänge) erfasst werden.

Ressourcenpotential: Der Faktor Ressourcenpotential soll einerseits durch die Persönlichkeitsstruktur (NEO-FFI-Neurotizismus, NEO-FFI-Extraversion, NEO-FFI-Offenheit, NEO-FFI-Gewissenhaftigkeit und NEO-FFI-Verträglichkeit, und IEG-zwischenmenschliche Verschlossenheit) und andererseits durch die erfolgreichen Bewältigungsstrategien allgemeiner Art (CISS-aufgabenorientiert, CISS-palliativ) und spezifischer durch die adaptive Emotionsregulationsfähigkeit (EMOREG-Autokontrolle, EMOREG-Ausdruck) erfasst werden können.

Die Reaktion „Essverhalten": lässt sich durch die Essgeschwindigkeit (IEG-Essgeschwindigkeit), die Essmenge (IEG-Bulimie/Essanfall) und die Häufigkeit des Essens (IEG-Nächtliches Essen und IEG-Essen zwischen den Mahlzeiten) operationalisieren.

Kurzfristige Konsequenz/ Wohlgefühl: Umfasst den kognitiven Aspekt (IEG-Wirkung des Essens) und andererseits das körperlich erlebte Wohlempfinden über die psychophysiologische Regulation des Parasympathikus, der durch die parasympathische Aktivität in der Erholungsphase nach einem körperlichen Stressor (HFHR5), sowie deren Verhältnis der autonomen Aktivitäten in der Erholungphase (LFHF5) und der Erholbarkeit (Differenzwert von parasympathischer Aktivität in Stress- und Erholungsphase (HFHR4-HFHR-5) erfasst werden kann.

Langfristige Konsequenz/ Gewichtsveränderung: die Gewichtsveränderung kann mittels den somatischen Angaben wie aktuelles Gewicht, Body Mass Index und Bauchumfang (waist) erfasst werden. Die direkt damit zusammenhängende kognitive Reaktion kann durch die Abwertung der eigenen Person (IEG-Unzufriedenheit mit der Figur, FKB-20-ablehnende Körperbewertung, und IEG-Überforderungs- und Minderwertigkeitsgefühle) operationalisiert werden.

Feedback-Schleife 1/ Verstärkung des Essverhaltensmusters: Die Strategie Essen (IEG-Essen als Mittel gegen (emotionale) Belastung) widerspiegelt die Feedback-Schleife 1 im Sinne einer Verstärkung des Verhaltensmusters.

Feedback-Schleife 2 (korrigierendes Feedback)/ Kontrolle oder Zügelung: Diese korrigierende Feedback-Schleife widerspiegelt den Faktor der vermehrten Kontrolle oder

Zügelung des Essverhaltensmusters (IEG- Zügelung des Essens, FEV-kognitive Kontrolle, IEG- Übelkeit und Erbrechen nach dem Essen.)

Feedforward-Schleife (Einfluss auf Wahrnehmung der Umgebungsreize): Die Feedforward-Schleife konnte, nicht operationalisiert werden. In der Datenerhebung fehlte die Berücksichtigung der Erfassung von spezifischen Stimuli und damit kann der Einfluss auf die Wahrnehmung nicht definiert werden

8 Ergebnisse

Im letzten Kapitel wurden die genauen Hypothesen und Fragestellungen zum Modell sowie die Operationalisierung des Modells und die dazugehörigen Messinstrumente eingehend vorgestellt. In diesem Kapitel sollen die Ergebnisse der statistischen Analyse dargestellt werden. Die Modellprüfung wurde gemäss den Hypothesen an zwei Datensätzen durchgeführt.

In einem ersten Teil werden die Ergebnisse aus der Modellprüfung der Querschnittsdaten aufgezeigt. Aufgrund der hypothesengeleiteten Überprüfung werden die Resultate jeweils der Hypothese und den dazugehörigen Fragestellungen entsprechend dargestellt. Zur Erinnerung werden jeweils als Einleitung die Fragestellung und die Hypothese wiedergegeben.

Im zweiten Teil werden die Resultate aus der Modellprüfung anhand der Longitudinaldaten wiedergegeben. Desgleichen werden die Resultate jeweils zusammen mit den definierten Hypothesen und Fragestellungen aufgezeigt.

8.1 Erfassung der Modellfaktoren

Im Essverhaltenmodell wurden die Variablen emotionale Vulnerabilität, psychophysiologische Vulnerabilität, essstörungsspezifische Vulnerabilität und Ressourcenpotential als relevante Faktoren für die Determinierung des Essverhaltens bestimmt. Im Gegensatz zu früheren Modellen zum Essverhalten wurde der Faktor kognitive Kontrolle/ Zügelung des Essens als eigenständiger Faktor im Sinne eines Rückkoppelungsprozesse erfasst. Genauer wurde folgende Hypothese dazu formuliert.

> **Die Hypothese:** Das Modell zum Essverhalten beinhaltet die messbaren Faktoren und Rückkoppelungsmechanismen zur Erklärung der Entstehung von Essverhaltensstörungen. Es sind dies das Zusammenwirken von emotionaler Vulnerabilität und Ressourcenpotential, essstörungsspezifischer Vulnerabilität und psychophysiologischer Vulnerabilität, sowie die Rückkoppelungsmechanismen kognitive Kontrolle/ Zügelung des Essens und Verstärkung des Essmusters.

Zur Überprüfung dieser Hypothese stellten sich entsprechende Fragen (siehe Kapitel 6). Dementsprechend wurden für die Modellprüfung verschiedene statistische Verfahren verwendet. Die Resultate werden im Folgenden den Fragestellungen entsprechend beschrieben. Einleitend werden an dieser Stelle kurz einige allgemeine Angaben zum Datensatz und den Vergleichsgruppen gemacht.

8.1.1 Allgemeines zum Datensatz

In den Querschnittsdaten wurden Patienten und Patientinnen mit unterschiedlichen Essverhaltensstörungen eingeschlossen. Sie alle waren psychiatrisch abgeklärt worden und hatten diagnostisch eine Essstörung wie Anorexie, Bulimie oder Adipositas. In einem nächsten Schritt wurden aufgrund der heutigen Sichtweise, Essverhaltensstörungen aus der Sicht eines Essverhaltenskontinuum (siehe Kapitel 2.2), alle Patienten anhand ihres Body Mass Index in Gruppen eingeteilt, bevor die statistischen Berechnungen durchgeführt wurden. In Anlehnung an die Body Mass Index Einteilung der WHO wurden 4 Gruppen gebildet. Eine erste mit Body Mass Index 0-19.99, eine weitere mit Body Mass Index 20-29.99, eine dritte mit Body Mass 30-39.99 und eine vierte mit Body Mass Index 40 und mehr. Die detaillierten Angaben zu den geformten Gruppen sind in der Tabelle 16 ersichtlich (siehe nächste Seite).

Tab. 16 Deskriptive Statistik der BMI-Gruppen mit aktuellem BMI, aktuellem Gewicht sowie Angaben über tiefstes und höchstes Gewicht im Erwachsenenalter sowie dem Zeitpunkt des jeweiligen Gewichts (vor Anzahl Monaten)

	Gruppe 1 (n= 56)		Gruppe 2 (n= 29)		Gruppe 3 (n= 173)		Gruppe 4 (n= 103)	
	M	SD	M	SD	M	SD	M	SD
Aktueller BMI	17.14	1.78	22.46	2.53	35.12	2.90	45.87	6.15
Aktuelles Gewicht	48.03	6.27	64.03	8.17	100.53	13.00	128.92	22.53
Tiefstes Gewicht	43.62	6.20	55.41	7.88	68.72	13.80	76.34	16.32
vor Anzahl Monaten	62.20	235.43	100.79	235.74	199.60	376.80	223.17	186.48
Höchstes Gewicht	60.82	10.31	80.64	20.40	106.54	16.43	134.68	22.27
vor Anzahl Monaten	213.14	518.41	276.28	912.22	43.94	193.85	22.13	42.78

8.1.2 Allgemeines zur Bestimmung der Einflussfaktoren im Modell

Die theoretisch formulierten Einflussfaktoren in der Determinierung des Essverhaltens wurden in den Kapiteln 4 beschrieben. Zur Überprüfung der obgenannten Hypothese wurden im selben Kapitel verschiedene Fragen gestellt. Einerseits war von Interesse inwiefern, anhand dieser theoretisch beschriebenen Faktoren sich ein neuropsychophysiologisches Essverhaltensmodell genauer erfassen lässt, und andererseits ob diese Faktoren des Modells die einzig deutlichen Faktoren sind, oder ob weitere Faktoren berücksichtigt werden sollten, um von einem „ganzheitlichen" Gesamtmodell zum Essverhalten sprechen zu können. Mit Hilfe einer Faktorenanalyse wurden die Hypothese und die dazugehörigen Fragen für die psychologischen Faktoren überprüft. In einem zweiten Schritt wurde ebenfalls faktoranalytisch anhand der somatischen Daten die im Modell beschriebene „psychophysiologische Vulnerabilität" überprüft, und als drittes aufgrund der Relevanz für die therapeutische Unterstützung eine erweiterte Faktorenanalyse zur Risikoerfassung durchgeführt. Nachfolgend sind die drei Faktorenanalysen dargestellt.

8.1.3 Überprüfung der psychologischen Einflussfaktoren

Anhand der gesamten Stichprobe mit Patienten mit unterschiedlichen Essstörungen und Gewichtsveränderungen wurden die im Modell beschriebenen Variablen auf ihre Erfassbarkeit anhand der verwendeten Messinstrumente überprüft. Dabei wurden die jeweiligen z-standardisierten Fragebogenskalen anstelle von einzelnen Items verwendet.

Faktorenanalyse

In einer Varimax orthogonal-rotierten Lösung ergaben sich sieben relevante Faktoren, die insgesamt 60,52% der Varianz erklären können. Die Vulnerabilitätsfaktoren „emotionale Vulnerabilität" und „essstörungsspezifische Vulnerabilität" sowie die Einflussfaktoren Ressourcenpotential konnten als eigenständige Faktoren eruiert werden. Jedoch bildeten sich die Aspekte der Vermeidung (Copingstrategie) und der adaptiven Emotionsregulation als eigenständige Faktoren ab. Wie im Modell beschrieben fand sich die kognitive Kontrolle des Essens, welche im Modell als Rückkoppelungsschleife dargestellt wurde, als separaten Faktor in der faktoranalytischen Auswertung wieder. Als eigenständiger Faktor zeigte sich zudem der Aspekt der Körperbewertung und der sozialen Orientierung, welcher zumindest bezüglich der Körperbewertung im Modell unter dem Faktor „langfristiger

Konsequenz" entsprechend beschrieben worden ist. In der folgenden Tabelle sind die Faktoren mit den jeweiligen Faktorladungen der jeweiligen Skalen erfasst. Dabei erklärt der Faktor emotionale Vulnerabilität 21,44% der Varianz (siehe Tab.17). Weitere 12,48% werden durch die essstörungsspezifische Vulnerabilität, 7,22% durch den Faktor kognitive Kontrolle im Essverhalten und 6,02% durch das Ressourcenpotential erklärt. Die restlichen Faktoren erklären gesamthaft 13,32%, so dass mit der 7-Faktorenlösung ingesamt 60,52% der Varianz erklärt werden können. Die einzelnen Faktorladungen sind in den Tabellen 18a und 18b ersichtlich.

Tab. 17   Eigenvalues, prozentuale Varianz und kumulative Prozentangaben

Faktoren	Eigenvalue	% der Varianz	Kumulative %
Emotionale Vulnerabilität	9.22	21.44	21.44
Essstörungsspezifische Vulnerabilität	5.37	12.48	33.93
Kognitive Kontrolle im Essverhalten	3.1	7.22	41.14
Ressourcenpotential	2.6	6.04	47.19
Vermeidung	2.2	5.11	52.3
Erfolgreiche Emotionsregulation	1.98	4.6	56.9
Körperbewertung	1.55	3.61	60.52

Tab. 18a Faktorenladungen für die Varimax orthogonal rotierte 7-Faktorenlösung

Skala	Faktorladung
Faktor: emotionale Vulnerabilität	
EMOREG-maladaptive Emotionsregulation	0.85
EMOREG-maladaptiv-Vermeiden	0.73
HADS-D-Ängstlichkeit	0.71
EMOREG-maladaptiv-Verzerren	0.70
NEO-FFI-Neurotizismus	0.69
IEG-Angst vor den eigenen Gefühlen	0.63
IEG-Überforderungs- und Minderwertigkeitsgefühle	0.61
CISS-emotionsorientiertes Coping	0.53
HADS-D-Depressivität	0.52
STAXI-Ärger nach innen gerichtet	0.52
IEG-Perfektionismus und Leistungsmotiviertheit	0.43
Faktor: essstörungsspezifische Vulnerabilität	
IEG-Stärke und Auslösbarkeit des Essbedürfnisses	0.90
FEV-Störbarkeit im Essverhalten	0.83
FEV-erlebte Hungergefühle	0.81
IEG-Essen als Mittel gegen (emotionale) Belastung	0.75
IEG-Bulimie / Ess- und Fressanfälle	0.66
IEG-sozial-situative Auslöser für Mehressen	0.60
IEG-Essen zwischen den Mahlzeiten	0.53
IEG-Wirkung des Essens	0.40
IEG-nächtliches Essen	0.37
Faktor: kognitive Kontrolle im Essverhalten	
IEG-Zügelung des Essens	0.79
IEG-Angst vor Gewichtszunahme	0.73
IEG-Übelkeit und Erbrechen nach dem Essen	0.73
FEV-kognitive Kontrolle / gezügeltes Essen	0.68
IEG-Stellenwert des Essens	-0.54
IEG-Gefühl äusserer Esszwänge	0.51

Tab. 18b Faktorenladungen für die Varimax orthogonal rotierte 7-Faktorenlösung

Ressourcenpotential	Faktorenladung
STAXI-Ärgerkontrolle	0.77
CISS-palliatives Coping	0.70
STAXI- Ärger nach aussen gerichtet	-0.69
CISS-aufgabenorientiertes Coping	0.64
NEO-FFI-Gewissenhaftigkeit	0.62
STAXI-Ärgerbereitschaft	-0.57
NEO-FFI-Verträglichkeit	0.47

Vermeidung	
CISS-vermeidungsorientiertes Coping	0.94
CISS-sozial-ablenkungsorientiertes Coping	0.83
CISS-verzerrungsorientiertes Coping	0.73

erfolgreiche Emotionsregulation	
EMOREG-Emotionsausdruck	0.65
NEO-FFI-Extraversion	0.56
NEO-FFI-Offenheit	0.54
EMOREG-Autokontrolle	0.44

Körperbewertung	
IEG-Unzufriedenheit mit der Figur	0.71
IEG-zwischenmenschliche Verschlossenheit	0.47
FKB-20-ablehnende Körperbewertung	0.47

Anmerkung: N= 361.

Reliabilitätsanalyse der psychologischen Faktoren

Die hier erfassten Faktoren wurden wie bereits erwähnt auf der Basis von Skalen gebildet. Sie ermöglichen eine sinnvolle Datenreduktion und eignen sich in diesem Sinne als zusätzliche Metafaktoren für die weitere Modellprüfung. Aus diesem Grund wurden alle faktoranalytisch eruierten, psychologischen Einflussgrössen in einem nächsten Schritt auf ihre interne Konsistenz hin untersucht. Die Reliabilitätsanalyse zeigte, dass das Cronbach Alpha für vier der sieben Skalen unter Ausschluss von bestimmten Skalen gesteigert werden kann. Aufgrund dieser Ergebnisse wurden folgende Skalen ausgeschlossen:

- Die Skala Perfektionismus und Leistungsmotiviertheit (IEG21) aus dem Faktor emotionale Vulnerabilität;

- Die Skala „Stellenwert des Essens" (IEG1) aus dem Faktor Kontrollversuche im Essverhalten;

- Die Skalen „Ärger nach aussen gerichtet" (anger-out), „Ärgerbereitschaft" (trait-anger) und „Verträglichkeit" (NEO-FFI-Verträglichkeit) aus dem Faktor Ressourcenpotential;

- Die Skala „zwischenmenschliche Verschlossenheit" (IEG22) aus der Skala Körperbewertung.

Mit dem Ausschluss dieser Skalen konnten die in der nachstehenden Tabelle aufgelisteten internen Konsistenzen für die jeweiligen Faktoren erreicht werden.

Tab. 19   Interne Konsistenz (Cronbach Alpha) der einzelnen Faktoren

Faktor	Cronbach Alpha
Emotionale Vulnerabilität	0.89
Essstörungsspezifische Vulnerabilität	0.86
Kontrollversuche im Essverhalten	0.80
Ressourcenpotential	0.74
Vermeidung	0.87
Erfolgreiche Emotionsregulation	0.88
Körperbewertung	0.48

Bildung der Metafaktoren

In einem weiteren Schritt wurden für die weitere statistische Berechnung die jeweiligen Faktoren aus den Mittelwerten der entsprechenden z-standardisierten Skalenwerten gebildet und als Metafaktoren bezeichnet. Es ergaben sich folgende Werte für die jeweiligen BMI-Gruppen:

Tab. 20 Mittelwerte und Standardabweichungen der Metafaktoren für die jeweilige BMI-Gruppe

	Gruppe 1 (n= 56)		Gruppe 2 (n= 29)		Gruppe 3 (n= 173)		Gruppe 4 (n= 103)	
	M	SD	M	SD	M	SD	M	SD
Emotionale Vulnerabilität	0.33	0.73	0.22	0.58	-0.09	0.70	-0.12	0.71
Essstörungsspezifische Vulnerabilität	-0.21	0.74	0.15	0.67	0.09	0.69	0.00	0.82
Kontrollversuche im Essverhalten	0.73	0.72	0.75	0.63	-0.31	0.66	-0.39	0.70
Ressourcenpotential	-0.03	0.79	0.14	0.74	0.00	0.87	0.04	0.81
Vermeidung	-0.25	0.90	0.23	1.05	0.00	0.80	0.10	0.93
Erfolgreiche Emotionsregulation	-0.15	0.63	0.16	0.53	-0.03	0.73	0.07	0.66
Körperbewertung	-0.38	0.86	0.18	0.69	0.10	0.83	0.08	0.85

8.1.4 Überprüfung der neuropsychophysiologischen Einflussfaktoren

Überprüfung des somatischen Faktors „psychophysiologische Vulnerabilität" und des Faktors der Gewichtsveränderung als Konsequenz

Anhand der Daten aus der Eintrittsuntersuchung aller Adipositaspatienten wurde faktoranalytisch der Vulnerabilitätsfaktor „psychophysiologische Vulnerabilität" überprüft. Für die anderen Diagnosegruppen Anorexie und Bulimie, beziehungsweise den BMI-Gruppen 1 und 2, lagen keine somatischen Daten vor.

Faktoranalytisch ergab sich eine 3-Faktorenlösung (Varimax orthogonal rotiert), welche in der untenstehenden Tabelle wiedergegeben ist. Die drei Faktoren können als autonome

Dysbalance, als Faktor Gewichtsveränderung und als psychophysiologisch-essstörungsspezifische Vulnerabilität umschrieben werden. Der Faktor der autonomen Dysbalance erreicht 40,59% der erklärten Varianz. Die anderen beiden Faktoren erreichten 17,3 und 10,9% der erklärten Varianz. Insgesamt konnte 68,9% der Varianz erklärt werden (siehe Tab. 21). Die Faktorladungen der Faktorenlösung ist in Tabelle 22 auf der folgenden Seite abgebildet.

Tab. 21 Eigenvalues, prozentuale Varianz und kumulative Prozentangaben

Faktoren	Eigenvalue	% der Varianz	Kumulative %
Autonome Dysbalance	8.12	40.59	40.59
Gewichtsveränderung	3.47	17.33	57.92
Psychophysiologisch-essspezifische Vulnerabilität	2.2	10.98	68.9

Die somatischen Variablen können aufgrund ihrer unterschiedlichen Masse nicht als gemittelte Werte in Metafaktoren umgewandelt werden. Eine z-Transformation würde zu einem zu grossen Verlust der Varianzen führen, welche gerade im Falle der neuroendokrinen und psychophysiologischen Messungen zentral sind.

Tab. 22 Faktorenladungen für die Varimax orthogonal rotierte 3-Faktorenlösung

Skala	Faktorladung
Faktor: autonome Dysbalance	
Parasympathische Aktivität in Ruhe	0.97
Parasympathische Aktivität unter mentalem Stress	0.96
Parasympathische Aktivität in der Erholungsphase nach mentalem Stress	0.94
Parasympathische Aktivität unter physikalischem Stress	0.93
Parasympathische Aktivität in der Erholungsphase nach physikalischem Stress	0.87
Autonome Balance LF/HF unter physikalischem Stress	-0.85
Autonome Balance LF/HF in Ruhe	-0.83
Autonome Balance LF/HF in der Erholung nach physikalischem Stress	-0.80
Autonome Balance LF/HF unter mentalem Stress	-0.76
Autonome Balance LF/HF in der Erholung nach mentalem Stress	-0.74
Erholungsfähigkeit nach physikalischem Stress (parasympathisch)	0.50
physikalischen Stressreaktivität (parasympathisch)	0.25
Faktor: Gewichtsveränderung	
Gewicht	0.94
Body Mass Index	0.89
Bauchumfang	0.82
Faktor: psychophysiologisch-essspezifische Vulnerabilität	
Erholungsfähigkeit nach mentalem Stress (parasympathisch)	0.78
mentale Stressreaktivität (parasympathisch)	0.69
Leptin	0.64
Insulin	0.60
Glukose	0.43

8.1.5 Überprüfung der erweiterten Faktoranalyse zur Erfassung des Risikopotentials

Aus somatischer Sicht ist eine reine Analyse der parasympathischen Einflussfaktoren und der essverhaltensspezifischen Messwerte Leptin, Insulin und Glukose nur begrenzt aussagekräftig. Interessant ist eine Erfassung der Einflussfaktoren auf das Essverhalten im Zusammenhang mit der allgemeinen Risikoabschätzung. Gerade in der Gruppe mit Adipositas und Übergewicht wird das erhöhte Risikopotential für andere Krankheiten wie Diabetes mellitus, Karzinome und kardiovaskuläre Erkrankungen intensiv diskutiert. Aus diesem Grunde wurde eine zweite Faktorenanalyse über eine erweitere Datenbasis durchgeführt. Dabei wurden die parasympathischen Aktivitäten und Differenzwerte durch die Messungen der sympathischen Aktivitäten ergänzt und die Laboruntersuchungen Leptin, Insulin und Glucose um die bekannten Einflussgrössen wie Leberwert ASAT, C-reaktives Protein und das Schilddrüsenhormon TSH erweitert.

Das Ergebnis der Faktorenanalyse zeigt erneut eine drei-Faktorenlösung (Varimax orthogonal rotiert) (siehe Tab.23), jedoch beschreiben die hier eruierten Faktoren andere Einflussgrössen. Deutlich wird im Vergleich zur ersten Lösung, dass der Haupteinflussfaktor nach wie vor die autonome Dysbalance mit 24,4% der erklärten Varianz beschreibt. Im Gegensatz zur ersten Analyse findet hier ein Faktor, der als Risikobild für Komorbiditäten gilt, klar seinen Platz. Dieser zweite Faktor widerspiegelt das metabolische Syndrom X, und erklärt nahezu einen weiteren Fünftel (19,1%) der Varianz. Der dritte Faktor lässt sich unter dem Namen der autonomen Stressintoleranz zusammenfassen, durch welchen weitere 12,9% der Varianz erklärt werden können. Insgesamt erreicht die dargestellte Faktorenlösung 56,49% der Varianz zu erklären (siehe Tab. 23). Tabelle 24 zeigt die jeweiligen Faktorladungen der einzelnen Skalen auf der folgenden Seite.

Tab. 23 Eigenvalues, prozentuale Varianz und kumulative Prozentangaben

Faktoren	Eigenvalue	% der Varianz	Kumulative %
Autonome Dysbalance	5.37	24.4	24.4
Metabolisches Syndrom	4.21	19.13	43.53
Autonome Stressintoleranz	2.85	12.96	56.49

Tab. 24 Faktorenladungen für die Varimax orthogonal rotierte 3-Faktorenlösung bei Berücksichtigung von Risikorelevanten Parametern für eine erhöhte Mortalität und Morbidität

Skala	Faktorladung
Faktor: autonome Dysbalance	
Verhältnis LF/HF in Ruhe	0.91
Verhältnis LF/HF in der Erholung nach mentalem Stress	0.91
Verhältnis LF/HF in der Erholung nach physikalischem Stress	0.79
Verhältnis LF/HF unter physikalischem Stress	0.77
Erholungsfähigkeit nach mentalem Stress (sympathisch)	-0.73
Verhältnis LF/HF unter mentalem Stress	0.59
Faktor: metabolisches Syndrom	
Bauchumfang	0.86
Body Mass Index	0.77
Gewicht	0.77
Leberwert ASAT	0.72
Schilddrüsenhormon TSH	-0.59
Insulin	0.59
mentale Stressreaktivität (parasympathisch)	0.44
mentale Stressreaktivität (sympathisch)	0.42
C-Reaktives Protein	0.13
Leptin	0.28
Glukose	0.25
autonome Stressintoleranz	
Erholungsfähigkeit nach physikalischem Stress (sympathisch)	0.71
Erholungsfähigkeit nach physikalischem Stress (parasympathisch)	0.68
parasympathische Stressreaktivität auf physikalischen Stressor	0.65
physikalischen Stressreaktivität (sympathisch)	0.45
Erholungsfähigkeit nach mentalem Stress (parasympathisch)	0.48

8.2 Erfassung der Zusammenhänge der psychologischen Modellfaktoren

Die Darstellung des Essverhaltensmodells zeigt, dass das Zusammenspiel der vier Faktoren emotionale Vulnerabilität, psychophysiologische Vulnerabilität, essstörungsspezifische Vulnerabilität und Ressourcenpotential gemeinsam das Essverhalten determinieren. In diesem Zusammenhang stellt sich die Frage, in welchem Ausmass die relevanten Faktoren zusammenhängen (siehe Kapitel 6). Dabei sind einerseits der interne Zusammenhang der psychologischen Faktoren auf einer Makroebene und auf einer Mikroebene (Skalenebene) interessant. Andererseits soll der Zusammenhang der psychologischen und der psychophysiologisch-neuroendokrinen Faktoren statistisch geklärt werden.

In den folgenden Abschnitten werden die Resultate der Korrelationsberechnungen dargestellt. Es wurden Pearson- und Partialkorrelationen berechnet. Die signifikanten Ergebnisse sind jeweils mit „*" und fett gekennzeichnet. Aufgrund der allgemeinen Erkenntnisse aus psychologischen und medizinischen Untersuchungen wurden nur Korrelationen von mindestens 0.30 als wertvoll berücksichtigt, in den Tabellen wurden diese speziell schattiert und im Text Bezug dazu genommen.

8.2.1 Zusammenhänge auf Faktorenebene

Die Überprüfung der korrelativen Zusammenhänge zwischen den errechneten Metafaktoren ergeben signifikant positive Zusammenhänge der emotionalen Vulnerabilität und der Körperbewertung mit r=0.34. Ebenfalls positiv korrelieren die Metafaktoren Ressourcenpotential und erfolgreiche Emotionsregulation mit r=0.35. Alle anderen signifikanten Korrelationen liegen unterhalb des Korrelationskoeffizienten 0.30. So korreliert die emotionale Vulnerabilität mit allen anderen Faktoren ausser mit der Vermeidung von jeweils r=0.20 bis 0.28, und zwar positiv mit der essstörungsspezifischen Vulnerabilität und der kognitiven Kontrolle des Essverhaltens, negativ hingegen mit dem Ressourcenpotential und der positiven Emotionsregulation.

Signifikant positiv korreliert die essstörungsspezifische Vulnerabilität mit der Vermeidung und der Körperbewertung und negativ mit der kognitiven Kontrolle des Essverhaltens und dem Ressourcenpotential. Negativ korreliert die erfolgreiche Emotionsregulation mit der Vermeidung.

Das Essverhalten

Weiter zeigt sich eine signifikante Korrelation zwischen der Körperbewertung und Vermeidung in positiver Richtung, sowie negativ mit dem Ressourcenpotential und der erfolgreichen Emotionsregulation. Die genauen Angaben mit den dazugehörigen Mittelwerten und Standardabweichungen befinden sich in der folgenden Tabelle.

Tab. 25 Pearsonkorrelationen der psychologischen Metafaktoren

		Metafaktoren							M	SD
		emotion. Vulnerab.	essstör.- spezifische Vulnerab.	Kognitive Kontrolle	Ressourc.- potential	Vermeidung	erfolgr. Emotions- regulation	Körper- bewert.		
emotionale Vulnerabilität	r N	1	0.20** 359	0.25** 359	-0.28** 356	-0.04 279	-0.25** 283	0.34** 281	-0.013	0.719
essstörungs- spezifische Vulnerabilität	r N		1	-0.10* 361	-0.17** 356	0.24** 279	-0.02 283	0.28** 281	0.021	0.74
Kognitive Kontrolle im Essverhalten	r N			1	0.05 356	-0.02 279	-0.08 283	-0.01 281	-0.089	0.817
Ressourcen potential	r N				1	0.01 279	0.35** 281	-0.13* 280	0.019	0.83
Vermeidung	r N					1	-0.24** 279	0.15** 278	-0.001	0.889
erfolgreiche Emotions regulation	r N						1	-0.18** 281	-0.008	0.676
Körper- bewertung	r N							1	0.008	0.846

**p<0.01
*p<0.05

8.2.2 Spezifische Korrelationen auf Skalenebene

Die Korrelationsberechnungen wurden jeweils auf Skalenebene durchgeführt. Dabei wurde in einem ersten Abschnitt auf die im Kapitel zu den Hypothesen gestellte Frage zu den Zusammenhängen der Faktoren essstörungsspezifischer Vulnerabilität, emotionaler Vulnerabilität und Ressourcenpotential dargestellt. Die weiteren faktoranalytisch erfassten Metafaktoren wie Vermeidung und erfolgreiche Emotionsregulation werden aufgrund der in der Theorie eingangs der Arbeit erklärten Verwandtschaft mit dem Ressourcenpotential jeweils gemeinsam dargestellt.

In einem zweiten Abschnitt wird auf die Frage der Zusammenhänge zwischen den Skalen der kognitiven Kontrolle des Essverhaltens und den anderen Metafaktoren eingegangen.

In einem dritten und letzten Abschnitt der psychologischen Skalenanalyse wird der Metafaktor Körperbewertung, welcher im Modell die Funktion einer Konsequenz des Essverhaltens darstellte mit den dazugehörigen Zusammenhängen gezeigt.

Um eine bessere Übersicht zu gewährleisten wird hier jeweils auf eine komplette Korrelationsmatrix verzichtet und nur eine Zusammenfassung der Resultate präsentiert. Die komplette Korrelationsmatrix befindet sich jedoch im Anhang und ist jeweils mit denselben Tabellennummern wie in diesem Abschnitt und dem Buchstaben B gekennzeichnet.

Zusammenhänge der Faktoren der determinierenden psychologischen Faktoren

In diesem Abschnitt soll der Zusammenhang der Faktoren, die im Modell innerhalb des Organismus gemäss Theorie gemeinsam die Reaktion Essverhalten determinieren, geklärt werden.

Essverhaltensspezifische Vulnerabilität und emotionale Vulnerabilität:

In den Korrelationsberechnungen zeigen sich signifikante Zusammenhänge von über r=0.30 zwischen der Skala „Essen als Mittel gegen (emotionale) Belastung" (IEG5) und den Skalen Neurotizismus (NEON) und emotionsorientiertem Coping (CISS2). Ebenfalls signifikant sind die Korrelationen zwischen der Skala Ess/Fressanfälle (IEG17) und der Ängstlichkeit (HADSA), Neurotizismus (NEON) und der Angst vor den eigenen Gefühlen (IEG23) mit Korrelationskoeffizienten zwischen 0.30 bis 0.38. Geringere jedoch signifikante Korrelationen sind in der Tabelle 27 fett gekennzeichnet.

Tab. 26 Mittelwerte und Standardabweichungen der einzelnen Skalen geordnet nach Metafaktoren

Skala	Skalenbezeichnung	M	SD
IEG2	Stärke und Auslösbarkeit des Essbedürfnisses	23.09	12.39
FEV2	Störbarkeit im Essverhalten	9.38	3.90
FEV3	erlebte Hungergefühle	6.86	3.83
IEG5	Essen als Mittel gegen (emotionale) Belastung	26.96	17.36
IEG17	Ess/ Fressanfälle	7.74	6.13
IEG3	Sozial-situative Auslöser für Mehressen	10.16	6.01
IEG11	Essen zwischen den Mahlzeiten	7.86	4.23
IEG4	Wirkung des Essens	10.63	5.75
IEG12	Nächtliches Essen	3.01	3.23
ER3	Vermeiden, emotionsregulatorisch	3.09	0.99
ER4	Verzerren, emotionsregulatorisch	3.22	1.05
ER5	maladaptive Emotionsregulation	3.16	0.93
HADSA	Ängstlichkeit	8.69	4.58
HADSD	Depressivität	6.81	4.10
NEON	Neurotizismus	2.20	0.73
AI	Ärger gegen innen gerichtet (anger-in)	18.00	5.17
IEG20	Überforderungs- und Minderwertigkeitsgefühle	7.88	2.93
IEG23	Angst vor eigenen Gefühlen	6.01	3.86
CISS2	emotionsorientiertes Coping	3.02	0.83

Tab. 27 Pearsonkorrelationen zwischen den Skalen der Metafaktoren emotionale Vulnerabilität und essverhaltensspezifische Vulnerabilität

			ER5	ER3	ER4	HADSA	HADSD	NEON	IEG20	IEG21	IEG23	AI	CISS2
	IEG2	r	0.15*	0.03	0.21**	0.19**	0.13**	0.25**	0.14*	0.04	0.11	0.06	0.19**
		N	252	252	252	258	258	256	253	253	252	256	254
	FEV2	r	0.14*	0.05	0.19**	0.14**	0.16**	0.26**	0.15**	0.01	0.12*	0.08	0.20**
		N	277	277	277	359	359	280	269	269	268	355	278
	FEV3	r	0.15*	0.03	0.21**	0.09	0.11*	0.26**	0.11	-0.03	0.13*	0.01	0.27**
		N	277	277	277	359	359	280	269	269	268	355	278
Essstörungs- spezifische Vulnerabilität	IEG5	r	0.22**	0.11	0.26**	0.18	0.15**	0.37**	0.22**	0.04	0.20**	0.12*	0.31**
		N	268	268	268	274	274	272	269	269	268	272	270
	IEG17	r	0.25**	0.11	0.29**	0.30**	0.17**	0.37**	0.28**	0.23**	0.38**	0.24**	0.28**
		N	228	228	228	233	233	232	233	233	232	232	232
	IEG3	r	0.02	0.01	0.04	-0.005	0.01	0.02	0.02	0.07	0.01	0.07	0.08
		N	268	268	268	274	274	272	269	269	268	272	270
	IEG11	r	0.07	-0.09	0.21**	0.04	0.08	0.12*	0.01	-0.05	-0.02	-0.06	0.13*
		N	268	268	268	274	274	272	269	269	268	272	270
	IEG4	r	0.06	0.02	0.11	-0.08	-0.12*	-0.01	-0.08	-0.07	-0.05	-0.1	0.06
		N	268	268	268	274	274	272	269	269	268	272	270
	IEG12	r	0.18**	0.14*	0.19**	0.23**	0.13*	0.26**	0.17**	0.07	0.21**	0.12*	0.17**
		N	251	251	251	257	257	255	252	252	252	255	253

**p< 0.01
*p< 0.05

<u>Skalenbezeichnung:</u>

Faktor essstörungsspezifische Vulnerabilität
FEV2 Störbarkeit im Essverhalten
FEV3 erlebte Hungergefühle
IEG2 Stärke und Auslösbarkeit des Essbedürfnisses
IEG3 Sozial-situative Auslöser für Mehressen
IEG4 Wirkung des Essens
IEG5 Essen als Mittel gegen (emotionale) Belastung
IEG11 Essen zwischen den Mahlzeiten
IEG12 Nächtliches Essen
IEG17 Ess-/ Fressanfälle

Faktor emotionale Vulnerabilität
ER3 Vermeiden, emotionsregulatorisch
ER4 Verzerren, emotionsregulatorisch
ER5 maladaptive Emotionsregulation
HADSA Ängstlichkeit
HADSD Depressivität
NEON Neurotizismus
AI Ärger gegen innen gerichtet (anger-in)
IEG20 Überforderungs- und Minderwertigkeitsgefühle
IEG23 Angst vor eigenen Gefühlen
CISS2 emotionsorientiertes Coping

Essstörungsspezifische Vulnerabilität und Ressourcenpotential, Vermeidung und erfolgreicher Emotionsregulation: In der Berechnung der Zusammenhänge zwischen der essstörungsspezifischen Vulnerabilität und den Metafaktoren Ressourcenpotential, sowie deren verwandten Faktoren Vermeidung und erfolgreiche Emotionsregulation zeigen sich unterschiedlich ausgeprägte Korrelationen.

Tab. 28 Mittelwerte und Standardabweichungen der einzelnen Skalen geordnet nach Metafaktoren

Skala	Skalenbezeichnung	M	SD
IEG2	Stärke und Auslösbarkeit des Essbedürfnisses	23.09	12.39
FEV2	Störbarkeit im Essverhalten	9.38	3.90
FEV3	erlebte Hungergefühle	6.86	3.83
IEG5	Essen als Mittel gegen (emotionale) Belastung	26.96	17.36
IEG17	Ess/ Fressanfälle	7.74	6.13
IEG3	Sozial-situative Auslöser für Mehressen	10.16	6.01
IEG11	Essen zwischen den Mahlzeiten	7.86	4.23
IEG4	Wirkung des Essens	10.63	5.75
IEG12	Nächtliches Essen	3.01	3.23
AC	Ärgerkontrolle	22.56	4.66
NEOG	Gewissenhaftigkeit	2.67	0.55
CISS1	aufgabenorientiertes Coping	3.56	0.68
CISS6	palliatives Coping	3.28	0.67
CISS3	vermeidungsorientiertes Coping	3.03	0.86
CISS4	zerstreuungsorientiertes Coping	3.33	1.05
CISS5	sozial-ablenkungsorientiertes Coping	2.82	1.00
ER1	Autokontrolle, emotionsregulatorisch	3.80	0.95
ER2	Emotionsausdruck, emotionsregulatorisch	3.70	0.93
NEOE	Extraversion	2.22	0.57
NEOO	Offenheit für Erfahrungen	2.48	0.51

Die Skalen des Metafaktors Ressourcenpotential erreichen keine Korrelationskoeffizienten von r=0.30. Jedoch zeigen sich geringere signifikant negative Zusammenhänge der

Skalen Gewissenhaftigkeit (NEOG) und den essstörungsspezifischen Vulnerabilitätsskalen Stärke und Auslösbarkeit des Essbedürfnisses (IEG2), Störbarkeit des Essverhaltens (FEV2), erlebte Hungergefühle (FEV3) und Essen als Mittel gegen (emotionale) Belastung (IEG5). Signifikant negativ, jedoch gering sind zudem die Zusammenhänge zwischen dem palliativen Coping (CISS6) und den genannten essstörungsspezfischen Vulnerabilitätsskalen sowie der Skala Ess/Fressanfälle (IEG17).

Tab. 29 Pearsonkorrelationen zwischen den Skalen der Metafaktoren Ressourcenpotential und essstörungsspezifischer Vulnerabilität

			Ressourcenpotential				Vermeidung			erfolgreiche Emotionsregulation			
			AC	NEOG	CISS1	CISS6	CISS3	CISS4	CISS5	ER1	ER2	NEOE	NEOO
	IEG2	r	0.15*	**0.24****	-0.14*	**0.22****	**0.23****	0.06	**0.28****	-0.19**	0.05	-0.01	0.05
		N	256	256	254	256	254	254	255	252	252	256	256
	FEV2	r	-0.09	**0.24****	0.18**	**0.24****	0.21**	0.007	**0.30****	**-0.21****	0.01	-0.02	0.02
		N	355	280	278	280	278	278	279	277	277	280	280
Essstörungsspezifische Vulnerab.	FEV3	r	-0.1	**0.27****	0.17**	**0.27****	**0.22****	0.05	**0.28****	**-0.20****	0.04	-0.03	0.002
		N	355	280	278	280	278	278	279	277	277	280	280
	IEG5	r	0.15*	**0.24****	-0.12*	**0.26****	**0.34****	0.1	**0.41****	-0.14*	0.07	-0.04	0.06
		N	272	272	270	272	270	270	271	268	268	272	272
	IEG17	r	-0.1	**0.19****	-0.1	**0.24****	0.17**	0.03	**0.22****	**-0.26****	0.09	-0.06	0.006
		N	232	232	232	233	232	232	233	228	228	232	232
	IEG3	r	0.02	-0.08	0.01	-0.03	0.09	0.001	0.13*	-0.09	-0.05	-0.03	-0.02
		N	272	272	270	272	270	270	271	268	268	272	272
	IEG11	r	-0.09	-0.15	-0.11	0.16**	0.17**	0.12*	0.15**	-0.07	0.1	0.02	0.19**
		N	272	272	270	272	270	270	271	268	268	272	272
	IEG4	r	-0.08	-0.1	0.02	-0.04	0.14*	0.05	0.16**	0.14*	0.1	0.01	0.05
		N	272	272	270	272	270	270	271	268	268	272	272
	IEG12	r	0.14*	-0.15*	-0.06	0.19**	0.09	-0.003	0.14*	-0.13*	0.002	-0.09	0.07
		N	255	255	253	255	253	253	254	251	251	255	255

**$p < 0.01$
*$p < 0.05$

Skalenbezeichnung:

Faktor	**essstörungsspezifische Vulnerabilität**	**Ressourcenpotential**	
FEV2	Störbarkeit im Essverhalten	AC	Ärgerkontrolle
FEV3	erlebte Hungergefühle	NEOG	Gewissenhaftigkeit
IEG2	Stärke und Auslösbarkeit des Essbedürfnisses	CISS1	aufgabenorientiertes Coping
IEG3	Sozial-situative Auslöser für Mehressen	CISS6	palliatives Coping
IEG4	Wirkung des Essens		
IEG5	Essen als Mittel gegen (emotionale) Belastung	**Vermeidung**	
IEG11	Essen zwischen den Mahlzeiten	CISS3	vermeidungsorientiertes Coping
IEG12	Nächtliches Essen	CISS4	zerstreuungsorientiertes Coping
IEG17	Ess-/ Fressanfälle	CISS5	sozial-ablenkungsorientiertes Coping

erfolgreiche Emotionsregulation	
ER1	Autokontrolle, emotionsregulatorisch
ER2	Emotionsausdruck, emotionsregulatorisch
NEOE	Extraversion
NEOO	Offenheit für Erfahrungen

Zwischen den Skalen der Metafaktoren essstörungsspezifischer Vulnerabilität zeigen sich einzig zwischen der Skala „Essen als Mittel gegen (emotionale) Belastung" und vermeidungsorientiertem Coping (CISS3) sowie dem sozial-ablenkungsorientierten Coping (CISS5) signifikante, positive Korrelationen von 0.34 beziehungsweise 0.41. Alle anderen Korrelationen erreichen nicht den Wert r=0.30. In der Tabelle 29 auf der folgenden Seite sind diese Resultate ersichtlich. Zwischen den Skalen der Metafaktoren essstörungsspezifischer Vulnerabilität und erfolgreicher Emotionsregulation zeigen sich nur geringe, negative Korrelationen von maximal 0.26. Dabei korrelieren einzig die emotionsregulatorische Autokontrolle (ER1) mit den Skalen Störbarkeit im Essverhalten (FEV2), erlebten Hungergefühlen (FEV3) und Ess-/ Fressanfällen (IEG17) negativ mit einem r von 0.20 bis 0.26.

Zusammenhang emotionaler Vulnerabilität und Ressourcenpotential: In der Überprüfung der Zusammenhänge der Skalen der beiden Metafaktoren emotionaler Vulnerabilität und Ressourcenpotential ergeben sich signifikante, negative Zusammenhänge zwischen dem palliativen Coping und dem emotionsregulatorischen Verzerren von r=-0.33. Negativ signifikant zeigt sich zudem der Zusammenhang von Neurotizismus und Gewissenhaftigkeit (NEOG) mit r=-0.30 und palliativem Coping (r=-0.41), sowie ebenfalls negativ signifikant von emotionsorientiertem Coping und Gewissenhaftigkeit beziehungsweise palliativem Coping.

Tab. 30 Mittelwerte und Standardabweichungen der einzelnen Skalen geordnet nach Metafaktoren

Skala	Skalenbezeichnung	M	SD
AC	Ärgerkontrolle	22.56	4.66
NEOG	Gewissenhaftigkeit	2.67	0.55
CISS1	aufgabenorientiertes Coping	3.56	0.68
CISS6	palliatives Coping	3.28	0.67
ER3	Vermeiden, emotionsregulatorisch	3.09	0.99
ER4	Verzerren, emotionsregulatorisch	3.22	1.05
ER5	maladaptive Emotionsregulation	3.16	0.93
HADSA	Ängstlichkeit	8.69	4.58
HADSD	Depressivität	6.81	4.10
NEON	Neurotizismus	2.20	0.73
AI	Ärger gegen innen gerichtet (anger-in)	18.00	5.17
IEG20	Überforderungs- und Minderwertigkeitsgefühle	7.88	2.93
IEG23	Angst vor eigenen Gefühlen	6.01	3.86
CISS2	emotionsorientiertes Coping	3.02	0.83

Tab. 31 Pearsonkorrelationen zwischen den Skalen der Metafaktoren Ressourcenpotential und emotionale Vulnerabilität

			Ressourcenpotential			
			AC	NEOG	CISS1	CISS6
	ER3	r	-0.006	-0.16**	-0.08	-0.12*
		N	274	274	273	274
	ER4	r	-0.17**	-0.24**	-0.19**	-0.33**
		N	274	274	273	274
	ER5	r	-0.1	-0.23**	-0.15**	-0.28**
		N	274	274	273	274
	HADSA	r	-0.16**	-0.18**	-0.1	-0.29**
		N	355	280	278	280
emotionale Vulnerabilität	HADSD	r	-0.05	-0.23**	-0.07	-0.19**
		N	355	280	278	280
	NEON	r	-0.20**	-0.30**	-0.24**	-0.41**
		N	279	280	277	279
	IEG20	r	0.02	-0.13*	-0.08	-0.22**
		N	268	268	267	269
	IEG23	r	-0.05	-0.23**	-0.11	-0.23**
		N	267	267	266	268
	AI	r	0.17**	-0.09	-0.004	-0.06
		N	355	279	277	279
	CISS2	r	-0.24**	-0.34**	-0.29**	-0.42**
		N	277	277	278	278

**p< 0.01
*p< 0.05

Skalenbezeichnung:

Faktor	Ressourcenpotential	Faktor	emotionale Vulnerabilität
AC	Ärgerkontrolle	ER3	Vermeiden, emotionsregulatorisch
NEOG	Gewissenhaftigkeit	ER4	Verzerren, emotionsregulatorisch
CISS1	aufgabenorientiertes Coping	ER5	maladaptive Emotionsregulation
CISS6	palliatives Coping	HADSA	Ängstlichkeit
		HADSD	Depressivität
		NEON	Neurotizismus
		AI	Ärger gegen innen gerichtet (anger-in)
		IEG20	Überforderungs- und Minderwertigkeitsgefühle
		IEG23	Angst vor eigenen Gefühlen
		CISS2	emotionsorientiertes Coping

Zusammenhang der Modellfaktoren und des Rückkoppelungsmechanismus „kognitive Kontrolle im Essverhalten"

Als weitere Fragestellung wurde im Kapitel 6 der Zusammenhang der Faktoren im Essverhaltensmodell und dem Rückkoppelungs-mechanismus der kognitiven Kontrolle/ Zügelung des Essverhaltens gesucht. Im folgenden Abschnitt soll anhand von Korrelationsberechungen (Pearson Korrelationen) über alle Patienten hinweg dieser Frage nachgegangen werden. Die Resultate werden in Abhängigkeit des Metafaktors kognitive Kontrolle im Essverhalten und jeweils einem weiteren Metafaktor auf Skalenebene präsentiert. Die detailierten Skalenbezeichnungen sind jeweils unterhalb der Korrelationsmatrix angegeben. Um eine bessere Übersicht zu gewährleisten, wird eine Zusammen-fassung der Resultate präsentiert. Die komplette Korrelationsmatrix befindet sich im Anhang.

Zusammenhang zwischen Essstörungsspezifische Vulnerabilität und kognitive Kontrolle/ Zügelung des Essverhaltens: Die Berechnungen der Korrelationen zwischen den Metafaktoren kognitive Kontrolle im Essverhalten und der essstörungsspezifischen Vulnerabilität zeigen einen signifikant positiven Zusammenhang von r=0.30 zwischen der Störbarkeit des Essverhaltens (FEV2) und der Übelkeit/ Erbrechen nach dem Essen (IEG18). Signifikant positiv ist auch der Zusammenhang zwischen Ess-/Fressanfällen (IEG17) und der Angst vor einer Gewichtszunahme (IG15) mit r=0.41. Ausgeprägt zeigt sich der Zusammenhang von 0.63 zwischen der Skala Ess/Fressanfällen und der Übelkeit/ Erbrechen nach dem Essen (IEG18). Weitere signifikante, jedoch schwächere Zusammenhänge mit einem Korrelationskoeffizienten unter 0.30 zeigen sich zwischen weiteren Skalen der beiden Metafaktoren. Sie alle sind fettgedruckt in der Tabelle 33 gekennzeichnet (siehe folgende Seiten).

Tab. 32 Mittelwerte und Standardabweichungen der einzelnen Skalen geordnet nach Metafaktoren

Skala	Skalenbezeichnung	M	SD
IEG7	Gefühl äusserer Esszwänge	14.96	7.36
IEG15	Zügelung des Essens	11.05	5.26
IEG18	Angst vor Gewichtszunahme	4.06	4.61
IEG19	Übelkeit und Erbrechen nach dem Essen	2.42	2.90
FEV1	kognitive Kontrolle	10.37	4.72
IEG2	Stärke und Auslösbarkeit des Essbedürfnisses	23.09	12.39
FEV2	Störbarkeit im Essverhalten	9.38	3.90
FEV3	erlebte Hungergefühle	6.86	3.83
IEG5	Essen als Mittel gegen (emotionale) Belastung	26.96	17.36
IEG17	Ess/ Fressanfälle	7.74	6.13
IEG3	Sozial-situative Auslöser für Mehressen	10.16	6.01
IEG11	Essen zwischen den Mahlzeiten	7.86	4.23
IEG4	Wirkung des Essens	10.63	5.75
IEG12	Nächtliches Essen	3.01	3.23

Tab. 33 Pearsonkorrelationen zwischen kognitiver Kontrolle im Essverhalten und essstörungsspezifischer Vulnerabilität.

			Kognitive Kontrolle im Essverhalten				
			IEG7	IEG15	IEG18	FEV1	IEG19
	IEG2	r	-0.09	0.12	0.24**	-0.26**	-0.21**
		N	257	218	217	258	217
	FEV2	r	-0.07	0.19**	0.30**	-0.21**	-0.24**
		N	273	234	233	361	233
Essstörungs-	FEV3	r	-0.1	0.12	0.17**	-0.29**	-0.19**
spezifische		N	273	234	233	361	233
Vulnerabilität	IEG5	r	-0.07	0.22**	0.28**	-0.20**	-0.23**
		N	273	234	233	274	233
	IEG17	r	0.22**	0.41**	0.63**	0.07	0.05
		N	232	233	233	233	233
	IEG3	r	-0.04	0.006	0.03	-0.08	-0.04
		N	273	234	233	274	233
	IEG11	r	-0.12*	-0.02	-0.02	-0.22**	-0.23**
		N	273	234	233	274	233
	IEG4	r	-0.21**	-0.17**	-0.26**	-0.23**	-0.17**
		N	273	234	233	274	233
	IEG12	r	-0.01	0.14*	0.15*	-0.14*	-0.04
		N	257	217	216	257	216

**p< 0.01
*p< 0.05

Skalenbezeichnung:

Faktor essstörungsspezifische Vulnerabilität
FEV2 Störbarkeit im Essverhalten
FEV3 erlebte Hungergefühle
IEG2 Stärke und Auslösbarkeit des Essbedürfnisses
IEG3 Sozial-situative Auslöser für Mehressen
IEG4 Wirkung des Essens
IEG5 Essen als Mittel gegen (emotionale) Belastung
IEG11 Essen zwischen den Mahlzeiten
IEG12 Nächtliches Essen
IEG17 Ess/ Fressanfälle

Faktor kognitive Kontrolle im Essverhalten
FEV1 kognitive Kontrolle
IEG7 Zügelung des Essens
IEG15 Angst vor Gewichtszunahme
IEG18 Übelkeit und Erbrechen nach dem Essen
IEG19 Gefühl äusserer Esszwänge

Zusammenhang zwischen kognitiver Kontrolle/ Zügelung des Essverhaltens und emotionale Vulnerabilität: In den Berechnungen der Zusammehänge der kognitiven Kontrolle im Essverhalten und der emotionalen Vulnerabilität zeigen sich signifikante, positive Korrelationen zwischen der Ängstlichkeit (HADSA) und der Angst vor der Gewichts-zunahme (IEG15) mit einem r=0.37, beziehungsweise der Übelkeit/ Erbrechen nach dem Essen (IEG18) von 0.34. Signifikant sind interessanterweise die Zusammenhänge zwischen dem Persönlichkeits-faktor Neurotizismus und den beiden obgenannten Skalen Übelkeit/ Erbrechen und Angst vor Gewichtszunahme.

Tab. 34 Mittelwerte und Standardabweichungen der einzelnen Skalen geordnet nach Metafaktoren

Skala	Skalenbezeichnung	M	SD
IEG7	Gefühl äusserer Esszwänge	14.96	7.36
IEG15	Zügelung des Essens	11.05	5.26
IEG18	Angst vor Gewichtszunahme	4.06	4.61
IEG19	Übelkeit und Erbrechen nach dem Essen	2.42	2.90
FEV1	kognitive Kontrolle	10.37	4.72
ER3	Vermeiden, emotionsregulatorisch	3.09	0.99
ER4	Verzerren, emotionsregulatorisch	3.22	1.05
ER5	maladaptive Emotionsregulation	3.16	0.93
HADSA	Ängstlichkeit	8.69	4.58
HADSD	Depressivität	6.81	4.10
NEON	Neurotizismus	2.20	0.73
AI	Ärger gegen innen gerichtet (anger-in)	18.00	5.17
IEG20	Überforderungs- und Minderwertigkeitsgefühle	7.88	2.93
IEG23	Angst vor eigenen Gefühlen	6.01	3.86
CISS2	emotionsorientiertes Coping	3.02	0.83

Weitere Zusammenhänge bestehen zwischen der Skala Angst vor Gewichtszunahme und der emotionalen Vulnerabilitätsskala „Minderwertigkeitsgefühle" (IEG20) mit r=0.33; sowie dem emotionsorientierten Coping (CISS2) von 0.41. Ebenso signifikante Korrelationen finden sich zwischen der Angst vor den eigenen Gefühlen und den drei Skalen des Metafaktors kognitiver Kontrolle: Angst vor Gewichtszunahme (r=0.45), Übelkeit/ Erbrechen nach dem Essen (r=0.43) sowie dem Gefühl äusserer Esszwänge (r=0.36). Andere signifikante, jedoch schwächere Zusammenhänge mit einem Korrelationskoeffizienten unter 0.30 wurden in der nachfolgenden Tabelle 35 fett gekennzeichnet.

Tab. 35 Pearsonkorrelationen zwischen den Skalen des Metafaktors kognitive Kontrolle und emotionale Vulnerabilität

			kognitive Kontrolle im Essverhalten				
			IEG7	IEG15	IEG18	IEG19	FEV1
	ER3	r	0.15**	0.17**	0.1	0.18**	0.08
		N	267	229	228	228	277
	ER4	r	0.13*	**0.24**	**0.24**	0.15*	0.05
		N	267	229	228	228	277
	ER5	r	0.17**	**0.25**	**0.22**	0.18**	0.08
		N	267	229	228	228	277
	HADSA	r	**0.22**	**0.37**	**0.34**	**0.24**	0.14**
		N	273	234	233	233	359
emotionale	HADSD	r	0.06	**0.20**	**0.20**	0.12	-0.01
Vulnerabilität		N	273	234	233	233	359
	NEON	r	0.18**	**0.41**	**0.38**	**0.21**	0.1
		N	271	233	232	232	280
	IEG20	r	0.14*	**0.33**	**0.24**	0.16*	0.09
		N	268	234	233	233	269
	IEG23	r	**0.29**	**0.45**	**0.43**	**0.36**	**0.20**
		N	268	233	232	232	268
	AI	r	0.15**	**0.28**	**0.25**	0.08	0.05
		N	271	233	232	232	355
	CISS2	r	**0.22**	**0.41**	**0.29**	**0.20**	0.08
		N	269	233	232	232	278

**p<0.01
*p<0.05

Skalenbeschreibung:

Faktor kognitive Kontrolle im Essverhalten	Faktor emotionale Vulnerabilität
FEV1 kognitive Kontrolle	ER3 Vermeiden, emotionsregulatorisch
IEG7 Zügelung des Essens	ER4 Verzerren, emotionsregulatorisch
IEG15 Angst vor Gewichtszunahme	ER5 maladaptive Emotionsregulation
IEG18 Übelkeit und Erbrechen nach dem Essen	HADSA Ängstlichkeit
IEG19 Gefühl äusserer Esszwänge	HADSD Depressivität
	NEON Neurotizismus
	AI Ärger gegen innen gerichtet (anger-in)
	IEG20 Überforderungs- und Minderwertigkeitsgefühle
	IEG23 Angst vor eigenen Gefühlen
	CISS2 emotionsorientiertes Coping

Zusammenhang zwischen kognitive Kontrolle und Ressourcenpotential, Vermeidung erfolgreiche Emotionsregulation: In der Untersuchung der Zusammenhänge von kognitiver Kontrolle im Essverhalten und Ressourcenpotential zeigt sich einzig ein signifikanter jedoch geringer Zusammenhang zwischen der kognitiven Kontrolle/ gezügeltem Essverhalten (FEV1) und der Persönlichkeitsstruktur Gewissenhaftigkeit von r=0.20.

Tab. 36 Mittelwerte und Standardabweichungen der einzelnen Skalen geordnet nach Metafaktoren

Skala	Skalenbezeichnung	M	SD
IEG7	Gefühl äusserer Esszwänge	14.96	7.36
IEG15	Zügelung des Essens	11.05	5.26
IEG18	Angst vor Gewichtszunahme	4.06	4.61
IEG19	Übelkeit und Erbrechen nach dem Essen	2.42	2.90
FEV1	kognitive Kontrolle	10.37	4.72
AC	Ärgerkontrolle	22.56	4.66
NEOG	Gewissenhaftigkeit	2.67	0.55
CISS1	aufgabenorientiertes Coping	3.56	0.68
CISS6	palliatives Coping	3.28	0.67
CISS3	vermeidungsorientiertes Coping	3.00	0.00
CISS4	zerstreuungsorientiertes Coping	3.33	1.05
CISS5	sozial-ablenkungsorientiertes Coping	2.82	1.00
ER1	Autokontrolle, emotionsregulatorisch	3.80	0.95
ER2	Emotionsausdruck, emotionsregulatorisch	3.70	0.93
NEOE	Extraversion	2.22	0.57
NEOO	Offenheit für Erfahrungen	2.48	0.51

Tab. 37 Pearsonkorrelationen zwischen den Skalen des Metafaktors kognitive Kontrolle und Ressourcenpotential, Vermeidung sowie erfolgreiche Emotionsregulation

			\multicolumn{5}{c}{kognitive Kontrolle im Essverhalten}

			IEG7	IEG15	IEG18	IEG19	FEV1
Ressourcen-potential	AC	r	0.02	-0.13*	-0.09	-0.1	0.04
		N	271	233	232	232	355
	NEOG	r	0.13*	-0.03	-0.04	0.09	**0.20****
		N	271	233	232	232	280
	CISS1	r	0.07	-0.09	-0.14*	-0.04	0.13*
		N	269	233	232	232	278
Vermeidung	CISS6	r	-0.02	-0.15*	-0.13*	-0.07	0.09
		N	271	234	233	233	280
	CISS3	r	-0.01	0.009	-0.01	-0.15*	-0.01
		N	269	233	232	232	278
	CISS4	r	0.04	-0.03	-0.03	-0.12	0.09
		N	269	233	232	232	278
	CISS5	r	-0.05	0.03	0.003	-0.14*	-0.08
		N	270	234	233	233	279
erfolgreiche Emotions-regulation	ER1	r	-0.05	**-0.22****	**-0.23****	**-0.19****	0.05
		N	267	229	228	228	277
	ER2	r	0.07	-0.003	0.07	-0.03	0.09
		N	267	229	228	228	277
	NEOE	r	0.01	-0.11	-0.08	-0.17**	0.03
		N	271	233	232	232	280
	NEOO	r	-0.03	-0.15*	-0.11	-0.08	-0.01
		N	271	233	232	232	280

**p< 0.01
*p< 0.05

Hingegen zwischen den Faktoren der Vermeidung und der kognitiven Kontrolle des Essens zeigen sich keine signifikanten Korrelationen über 0.20. Zusammenhänge zwischen der kognitiven Kontrolle des Essverhaltens und der erfolgreichen Emotionsregulation bestehen in geringem Ausmass jedoch signifikant zwischen der Autokontrolle (ER1) und den Skalen Angst vor Gewichtszunahme (IEG15) sowie Übelkeit/ Erbrechen nach dem Essen von r=-0.22 und -0.23.

Zusammenhänge der Körperbewertung und der anderen Metafaktoren des Modells

Körperbewertung und emotionale Vulnerabilität: Zwischen der Körperbewertung und emotionaler Vulnerabilität zeigen sich signifikante Zusammenhänge in der Skala „ablehnende Körperbewertung" und allen Skalen der emotionalen Vulnerabilität. Jedoch erreichen nur Korrelationen zu der maladaptiven Emotionsregulation, der Ängstlichkeit, der Depressivität, des Neurotizismus und des emotionsorientierten Copings das Korrelationsniveau r=0.30. Alle signifikanten Korrelationen sind in der Tabelle 39 gekennzeichnet.

Tab. 38 Mittelwerte und Standardabweichungen der einzelnen Skalen geordnet nach Metafaktoren

Skala	Skalenbezeichnung	M	SD
IEG16	Unzufriedenheit mit der Figur	9.28	3.28
FKB1	ablehnende Körperbewertung	34.91	9.28
ER3	Vermeiden, emotionsregulatorisch	3.09	0.99
ER4	Verzerren, emotionsregulatorisch	3.22	1.05
ER5	maladaptive Emotionsregulation	3.16	0.93
HADSA	Ängstlichkeit	8.69	4.58
HADSD	Depressivität	6.81	4.10
NEON	Neurotizismus	2.20	0.73
AI	Ärger gegen innen gerichtet (anger-in)	18.00	5.17
IEG20	Überforderungs- und Minderwertigkeitsgefühle	7.88	2.93
IEG23	Angst vor eigenen Gefühlen	6.01	3.86
CISS2	emotionsorientiertes Coping	3.02	0.83

Tab. 39 Pearsonkorrelationen zwischen den Skalen des Metafaktors Körperbewertung und emotionale Vulnerabilität

			\multicolumn{9}{c	}{emotionale Vulnerabilität}

			ER3	ER4	ER5	HADSA	HADSD	NEON	AI	IEG20	IEG23	CISS2
Körperbewertung	IEG16	r	-0.02	0.08	0.05	0.08	0.08	0.09	0.13*	0.16*	0.05	0.11
		N	228	228	228	233	233	232	232	233	232	232
	FKB1	r	0.24**	0.24**	0.30**	0.34**	0.44**	0.39**	0.27**	0.26**	0.23**	0.30**
		N	275	275	275	280	280	278	278	268	267	276

**p< 0.01
*p< 0.05

Körperbewertung und essstörungsspezifische Vulnerabilität: Zwischen der Körperbewertung und essstörungsspezifischer Vulnerabilität zeigen sich signifikante Zusammenhänge in der Skala Unzufriedenheit mit der Figur und der Störbarkeit im Essverhalten sowie der Skala Essen als Mittel gegen (emotionale) Belastung mit r=0.31 beziehungsweise r=0.32.

Tab. 40 Mittelwerte und Standardabweichungen der einzelnen Skalen geordnet nach Metafaktoren

Skala	Skalenbezeichnung	M	SD
IEG16	Unzufriedenheit mit der Figur	9.28	3.28
FKB1	ablehnende Körperbewertung	34.91	9.28
IEG2	Stärke und Auslösbarkeit des Essbedürfnisses	23.09	12.39
FEV2	Störbarkeit im Essverhalten	9.38	3.90
FEV3	erlebte Hungergefühle	6.86	3.83
IEG5	Essen als Mittel gegen (emotionale) Belastung	26.96	17.36
IEG17	Ess/ Fressanfälle	7.74	6.13
IEG3	Sozial-situative Auslöser für Mehressen	10.16	6.01
IEG11	Essen zwischen den Mahlzeiten	7.86	4.23
IEG4	Wirkung des Essens	10.63	5.75
IEG12	Nächtliches Essen	3.01	3.23

Ebenfalls signifikant auf einem geringeren Niveau sind die Zusammenhänge der ablehnenden Körperbewertung zu den genannten Skalen Störbarkeit und Essen als Mittel gegen Belastung. Weiter zeigen sich signifikante Korrelationen der beiden Körperbewertungsskalen und den Skalen Stärke und Auslösbarkeit des Essbedürfnisses, erlebte Hungergefühle und Ess/Fressanfälle mit Koeffizienten von 0.20 bis 0.27.

Tab. 41 Pearsonkorrelationen zwischen den Skalen des Metafaktors Körperbewertung und essstörungsspezifische Vulnerabilität

		essstörungsspezifische Vulnerabilität								
		IEG2	FEV2	FEV3	IEG3	IEG4	IEG5	IEG11	IEG12	IEG17
Körperbewertung	IEG16 r	0.24**	0.31**	0.26**	0.06	-0.06	0.32**	0.15*	0.05	0.27**
	N	217	233	233	233	233	233	233	216	233
	FKB1 r	0.24**	0.28**	0.24**	0.11	-0.11	0.27**	0.07	0.11	0.24**
	N	256	280	280	272	272	272	272	255	232

**p< 0.01
*p< 0.05

Zusammenhang zwischen Körperbewertung und Ressourcenpotential, Vermeidung und erfolgreichen Emotionsregulation: Zwischen der Körperbewertung und dem Ressourcenpotential zeigt sich einzig zwischen der ablehnenden Körperbewertung und dem palliativen Copingstyle eine signifikante, jedoch geringe Korrelation negativer Art. Die Korrelationsrechnungen zwischen der Körperbewertung und der Vermeidung zeigen keine nennenswerten Signifikanzen auf. Hingegen zwischen der Körperbewertung und der erfolgreichen Emotionsregulation zeigt sich ein negativer Zusammenhang von r=0.39 zwischen der ablehnenden Körperbewertung und der Autokontrolle.

Das Essverhalten

Tab. 42 Mittelwerte und Standardabweichungen der einzelnen Skalen geordnet nach Metafaktoren

Skala	Skalenbezeichnung	M	SD
IEG16	Unzufriedenheit mit der Figur	9.28	3.28
FKB1	ablehnende Körperbewertung	34.91	9.28
AC	Ärgerkontrolle	22.56	4.66
NEOG	Gewissenhaftigkeit	2.67	0.55
CISS1	aufgabenorientiertes Coping	3.56	0.68
CISS6	palliatives Coping	3.28	0.67
CISS3	vermeidungsorientiertes Coping	3.03	0.86
CISS4	zerstreuungsorientiertes Coping	3.33	1.05
CISS5	sozial-ablenkungsorientiertes Coping	2.82	1.00
ER1	Autokontrolle, emotionsregulatorisch	3.80	0.95
ER2	Emotionsausdruck, emotionsregulatorisch	3.70	0.93
NEOE	Extraversion	2.22	0.57
NEOO	Offenheit für Erfahrungen	2.48	0.51

Tab. 43 Pearsonkorrelationen zwischen den Skalen des Metafaktors Körperbewertung und Ressourcenpotential

		Körperbewertung			Ressourcenpotential		
		IEG16	FKB1	AC	NEOG	CISS1	CISS6
IEG16	r	1	0.31**	-0.005	-0.08	0.04	-0.06
	N	233	232	232	232	232	233
FKB1	r		1	-0.04	-0.13*	-0.11	-0.23**
	N		280	278	278	276	278
AC	r			1	0.35**	0.36**	0.53**
	N			355	279	277	279
NEOG	r				1	0.47**	0.32**
	N				280	277	279
CISS1	r					1	0.42**
	N					278	278
CISS6	r						1
	N						280

**p< 0.01
*p< 0.05

Tab. 44 Pearsonkorrelationen zwischen den Skalen des Metafaktors Körperbewertung und Vermeidung

		Körperbewertung		Vermeidung		
		IEG16	FKB1	CISS3	CISS4	CISS5
IEG16	r	1	0.31**	0.12	0.08	0.11
	N	233	232	232	232	233
FKB1	r		1	0.15*	0.04	0.18
	N		280	276	276	277
CISS3	r			1	0.76**	0.89**
	N			278	278	278
CISS4	r				1	0.39**
	N				278	278
CISS5	r					1
	N					279

**p< 0.01
*p< 0.05

Tab. 45 Pearsonkorrelationen zwischen den Skalen des Metafaktors Körperbewertung und positive Emotionsregulation

		Körperbewertung		erfolgreiche Emotionsregulation			
		IEG16	FKB1	ER1	ER2	NEOE	NEOO
IEG16	r	1	0.31**	-0.03	0.01	0.01	0.04
	N	233	232	228	228	232	232
FKB1	r		1	-0.39**	-0.19**	-0.17**	0.01
	N		280	275	275	278	278
ER1	r			1	0.48**	0.27**	0.03
	N			277	277	274	274
ER2	r				1	0.29**	0.18**
	N				277	274	274
NEOE	r					1	0.06
	N					280	280
NEOO	r						1
	N						280

**p< 0.01
*p< 0.05

Körperbewertung und kognitive Kontrolle im Essverhalten: Zwischen der Körperbewertung und der kognitiven Kontrolle im Essverhalten zeigt sich eine signifikante Korrelation von r=-0.39 zwischen der Unzufriedenheit mit der Figur und der Skala Übelkeit/Erbrechen nach dem Essen. Auf einem tieferen Niveau signifikant finden sich zudem positive Zusammenhänge zwischen der Zügelung des Essens (IEG15) und den beiden Körperbewertungsskalen.

Tab. 46 Mittelwerte und Standardabweichungen der einzelnen Skalen geordnet nach Metafaktoren

Skala	Skalenbezeichnung	M	SD
IEG16	Unzufriedenheit mit der Figur	9.28	3.28
FKB1	ablehnende Körperbewertung	34.91	9.28
IEG7	Gefühl äusserer Esszwänge	14.96	7.36
IEG15	Zügelung des Essens	11.05	5.26
IEG18	Angst vor Gewichtszunahme	4.06	4.61
IEG19	Übelkeit und Erbrechen nach dem Essen	2.42	2.90
FEV1	kognitive Kontrolle	10.37	4.72

Tab. 47 Pearsonkorrelationen zwischen den Skalen des Metafaktors Körperbewertung und kognitiver Kontrolle des Essverhaltens

		Körperbewertung			kognitive Kontrolle im Essverhalten			
		IEG16	FKB1	FEV1	IEG7	IEG15	IEG18	IEG19
IEG16	r	1	0.31**	-0.06	0.01	0.24**	0.02	-0.36**
	N	233	232	233	232	233	233	233
FKB1	r		1	-0.06	0.04	0.25**	0.16*	-0.04
	N		280	280	271	233	232	232
FEV1	r			1	0.71**	0.46**	0.28**	0.40**
	N			361	273	234	233	233
IEG7	r				1	0.61**	0.40**	0.44**
	N				273	233	232	232
IEG15	r					1	0.50**	0.29**
	N					234	233	233
IEG18	r						1	0.33**
	N						233	233
IEG19	r							1
	N							233

**p< 0.01
*p< 0.05

8.3 Erfassung der Zusammenhänge der neuropsychophysiologischen und psychologischen Modellfaktoren

Aufgrund der Problematik die somatischen Metafaktoren nicht über ein gemitteltes Verfahren generieren zu können, mussten einzelne Parameter der somatischen Messungen mit den jeweiligen psychologischen Metafaktoren verglichen werden. Für alle Berechnungen musste zudem aufgrund des bekannten Einflusses von Body Mass Index und Bauchumfang auf die somatischen Messungen Partialkorrelationen mit Kontrolle der beiden Störvariablen berechnet werden. Es ergeben sich folgende Resultate.

8.3.1 Zusammenhänge der neuroendokrinen Messungen und der psychologischen Metafaktoren

In der statistischen Analyse der Zusammenhänge zwischen den Messwerten Insulin, Leptin und Glukose und den psychologisch ermittelten Metafaktoren zeigt sich ein äusserst signifikanter, negativer Zusammenhang von $r=-0.50$ zwischen dem Leptinspiegel und dem vorhandenen Ressourcenpotential.

Tab. 48 Mittelwerte und Standardabweichungen der psychologischen Metafaktoren und der neuroendokrinen Messwerte

Variablen	N	M	SD
emotionale Vulnerabilität	26	0.11	0.57
essstörungsspezifische Vulnerabilität	26	0.16	0.75
kognitive Kontrolle des Essverhaltens	26	0	0.68
Ressourcenpotential	26	-0.1	0.75
Vermeidung	26	0.07	0.88
erfolgreiche Emotionsregulation	26	0.02	0.61
Körperbewertung	26	0.02	0.82
Glukose	26	5.28	0.72
Insulin	26	21.3	13.43
Leptin	26	40.1	23.05

Tab. 49 Partialkorrelationen zwischen den Metafaktoren und den neuroendokrinen Messwerten Insulin und Leptin sowie Glukose (kontrolliert für BMI und Bauchumfang)

		\multicolumn{7}{c}{Metafaktoren}	\multicolumn{3}{c}{Neuroendokrine Werte}
		emotion. Vuln.	essstö.-spez. Vuln.	kognitive Kontrolle	Res.-potential	Vermeid.	erfolg. Emotions-reg.	Körper-bewert.	Glukose	Insulin	Leptin
emotionale Vulnerabilität	r df	1 0	0.17 26	0.22 26	-0.09 26	0.04 26	-0.42* 26	0.34 26	0.26 26	0.27 26	0.004 26
essstörungs-spezifische Vulnerabilität	r df		1 0	-0.29 26	-0.56** 26	0.21 26	-0.41* 26	0.47** 26	-0.15 26	0.03 26	0.17 26
kognitive Kontrolle	r df			1 0	-0.05 26	-0.23 26	-0.08 26	-0.03 26	0.09 26	0.12 26	0.19 26
Ressourcen-potential	r df				1	-0.42* 26	0.56** 26	-0.26 26	0.2 26	-0.1 26	-0.50** 26
Vermeidung	r df					1 0	-0.04 26	0.09 26	0.03 26	-0.14 26	0.21 26
erfolgreiche Emotions-regulation	r df						1 0	-0.40* 26	-0.03 26	-0.14 26	-0.07 26
Körper-bewertung	r df							1 0	-0.01 26	-0.05 26	0.11 26
Glukose	r df								1 0	0.45* 26	0.06 26
Insulin	r df									1 0	0.21 26
Leptin	r df										1 0

**p< 0.01   *p< 0.05

8.3.2 Zusammenhänge der psychophysiologischen Messungen und der psychologischen Metafaktoren

In der statistischen Analyse der Zusammenhänge zwischen den Messungen der autonomen Funktionen und den psychologisch ermittelten Metafaktoren wurden jeweils die parasympathischen Aktivitäten (lnHF), die autonomen Balancen (LFHF) und die errechnete Stressreaktivität sowie Erholbarkeit nach Stressphasen (parasympathische Differenzwerte der aufeinanderfolgenden Testphasen) berücksichtigt. Aufgrund des bekannten Einflusses von Body Mass Index und Bauchumfang auf das autonome Nervensystem wurden Partialkorrelationen berechnet. In diesem Abschnitt werden die Ergebnisse der Korrelationsberechnungen jeweils kontrolliert für BMI und Bauchumfang vorgestellt.

Tab. 50 Mittelwerte und Standardabweichungen der psychologischen Metafaktoren und der psychophysiologischen Messwerte in den jeweiligen Testphasen

Variablen	N	M	SD
emotionale Vulnerabilität	40	0.11	0.57
essstörungsspezifische Vulnerabilität	40	0.16	0.75
kognitive Kontrolle des Essverhaltens	40	0.00	0.68
Ressourcenpotential	40	-0.10	0.75
Vermeidung	40	0.07	0.88
erfolgreiche Emotionsregulation	40	0.02	0.61
Körperbewertung	40	0.02	0.82
parasympathische Aktivität in Ruhe	40	4.95	1.66
parasympathische Aktivität unter mentaler Stress	40	4.66	1.45
parasympathische Aktivität in Erholung 1	40	5.03	1.64
parasympathische Aktivität unter physikalischer Stress	40	4.76	1.71
parasympathische Aktivität in Erholung 2	40	5.45	1.62
autonome Balance in Ruhe	40	2.81	2.92
autonome Balance unter mentalem Stress	40	3.64	5.22
autonome Balance in der Erholung 1	40	4.79	7.30
autonome Balance unter physikalischem Stress	40	3.85	3.90
autonome Balance in der Erholung 2	40	3.04	3.74
mentale Stressreaktivität	40	-0.29	0.78
Erholbarkeit nach mentalem Stress	40	-0.36	0.65
physikalische Stressreaktivität	40	-0.26	0.78
Erholbarkeit nach physikalischem Stress	40	-0.69	1.17
Body Mass Index	40	39.33	6.18
Bauchumfang	40	120.83	16.85

Zwischen den parasympathischen Aktivitäten und den Metafaktoren liess sich nur ein negativer Zusammenhang von r=-0.37) zwischen der parasympathischen Aktivität in der Erholungsphase 2 und der essstörungsspezifischen Vulnerabilität finden (siehe Tab. 51). In der statistischen Analyse der Zusammenhänge von autonomer Balance und den psychologischen Metafaktoren konnte jedoch kein Signifikanzniveau erreicht werden und wird daher hier auch nicht näher dargestellt.

Tab. 51 Partialkorrelationen zwischen den Metafaktoren und der parasympathischen Aktivitäten in den jeweiligen Testphasen

		parasympathische Aktivitäten in den verschiedenen Testphasen				
		Ruhe	mentaler Stress	Erholung 1	physikalischer Stress	Erholung 2
emotionale Vulnerabilität	r	-0.11	0.01	-0.12	-0.23	0.07
	df	36	36	36	36	36
essstörungsspezifische Vulnerabilität	r	-0.24	-0.26	-0.25	-0.28	**-0.37***
	df	36	36	36	36	36
kognitive Kontrolle	r	0.05	0.15	0.05	0.14	0.2
	df	36	36	36	36	36
Ressourcenpotential	r	-0.09	-0.05	-0.04	-0.04	-0.19
	df	36	36	36	36	36
Vermeidung	r	-0.19	-0.08	-0.18	-0.12	-0.3
	df	36	36	36	36	36
erfolgreiche Emotionsregulation	r	0.18	0.24	0.25	0.22	-0.04
	df	36	36	36	36	36
Körperbewertung	r	0.05	-0.06	0.01	0.01	0.23
	df	36	36	36	36	36

**p<0.01
*p<0.05

In der Überprüfung der Korrelationen zwischen der Stressreaktivität beziehungsweise der Erholbarkeit nach den jeweiligen Stressphasen zeigen sich hingegen signifikante Zusammenhänge zwischen der emotionalen Vulnerabilität und der Erholbarkeit. Dabei steht die emotionale Vulnerabilität mit der Erholbarkeit nach mentalem Stressor in einem signifikant positiven Zusammenhang von r=0.32 und mit der Erholbarkeit nach physikalischem Stressor in einem signifikant negativen Zusammenhang mit r=-0.43 (siehe Tab.53). Zudem zeigt sich ein positiver Zusammenhang zwischen der Erholbarkeit (nach physikalischem Stress) und der erfolgreichen Emotionsregulation.

Tab. 52 Partialkorrelationen zwischen den Metafaktoren und der Stressreaktivität beziehungsweise Erholbarkeit in den jeweiligen Testphasen

		Stressreaktivität und Erholbarkeit			
		mentale Stress-reaktivität	Erholbarkeit nach mentalem Stress	physikal. Stress-reaktivität	Erholbarkeit nach physikal. Stress
emotionale Vulnerabilität	r	0.25	**0.32***	-0.23	**-0.43****
	df	36	36	36	36
essstörungs-spezifische Vulnerabilität	r	0.02	0.05	-0.08	0.1
	df	36	36	36	36
kognitive Kontrolle	r	0.18	0.21	0.2	-0.06
	df	36	36	36	36
Ressourcen-potential	r	0.11	0	-0.01	0.19
	df	36	36	36	36
Vermeidung	r	0.24	0.27	0.11	0.23
	df	36	36	36	36
erfolgreiche Emotions-regulation	r	0.08	-0.09	-0.06	**0.37***
	df	36	36	36	36
Körper-bewertung	r	-0.2	-0.15	-0.001	-0.3
	df	36	36	36	36

**p<0.01
*p<0.05

8.3.3 Zusammenhänge psychologisch-emotionaler und somatisch-neuroendokriner-psychophysiologischer Daten (auf Skalenebene)

Detailiertere Analysen der einzelnen Metafaktoren und deren Zusammenhänge mit neuroendokrinen Daten sind folgende. Zu Gunsten der Lesbarkeit wurde eine gekürzte Tabellendarstellung gewählt. Die kompletten Korrelationstabellen befinden sich jedoch im Anhang.

Neuroendokrine Werte und emotionale Vulnerabilität
Signifikante Korrelationen zeigen sich zwischen Insulin und der Skala Neurotizismus mit r=0.45. Ebenfalls positiv signifikant ist der Zusammenhang zwischen Leptin und der Skala emotionsorientiertes Coping mit r=0.36 (siehe Tabelle 53).

Tab. 53 Partialkorrelationen von neuroendokrinen Werten und den Skalen der emotionalen Vulnerabilität

		emotionale Vulnerabilität								M	SD
	ER3	ER4	ER5	HADSA	HADSD	NEON	AI	IEG20	IEG23	CISS2		
Glucose r	0.15	-0.05	0.13	0.14	0.24	0.12	0.14	0.35	0.25	0.04	5.28	0.72
df	27	27	27	27	27	27	27	27	27	27		
Insulin r	-0.07	-0.02	0.01	0.18	0.19	**0.45***	0.12	0.19	0.26	0.23	21.3	13.4
df	27	27	27	27	27	27	27	27	27	27		
Leptin r	-0.23	-0.02	-0.2	-0.27	-0.04	0.2	-0.06	0.07	0.05	**0.36***	40.1	23.1
df	27	27	27	27	27	27	27	27	27	27		

**p<0.01
*p<0.05

Neuroendokrine Werte und kognitive Kontrolle des Essverhaltens
Zwischen den neuroendokrinen Parametern Leptin und Insulin und dem Rückkoppelungsmechanismus „kognitive Kontrolle" zeigen sich keine signifikanten Zusammenhänge. Einzig Glukose steht in einem signifikant negativen Zusammenhang mit dem Gefühl äusserer Esszwänge (IEG19) mit r=-0.45.

Das Essverhalten

Tab. 54 Partialkorrelationen von neuroendokrinen Werten und kognitiver Kontrolle des Essverhaltens (für BMI und Bauchumfang kontrolliert)

		Neuroendokrine Werte			kognitive Kontrolle					M	SD
		Glucose	Insulin	Leptin	IEG7	IEG15	IEG18	IEG19	FEV1		
Glucose	r	1	0.42*	-0.15	0.11	0.20	-0.12	**-0.45***	0.28	5.30	0.81
	df		20	20	20	20	20	20	20		
Insulin	r		1	-0.11	0.21	0.39	0.10	-0.17	-0.27	21.58	12.92
	df			20	20	20	20	20	20		
Leptin	r			1	0.09	0.39	-0.02	-0.19	-0.39	42.01	25.11
	df				20	20	20	20	20		
IEG7	r				1	**0.44***	-0.07	0.00	0.36	11.92	5.80
	df					20	20	20	20		
IEG15	r					1	0.08	-0.23	-0.04	11.75	3.78
	df						20	20	20		
IEG18	r						1.00	0.28	-0.18	2.67	2.14
	df							20	20		
IEG19	r							1.00	0.01	0.96	1.16
	df							0	20		
FEV1	r								1	9.29	3.74
	df								0		

**p< 0.01
*p< 0.05

Neuroendokrine Messwerte und essstörungsspezifische Vulnerabilität

In der Überprüfung von essstörungsspezifischer Vulnerabilität und den Variablen der essspezifisch-physiologischen vulnerabilität resultieren signifikante Zusammenhänge zwischen Leptin und den Skalen Störbarkeit im Essverhalten (FEV2), erlebten Hungergefühlen (FEV3) und Wirkung des Essens (IEG4). Dabei sind alle Korrelationen hochsignifikant und erreichen Korrelationskoeffizienten von 0.57 bis 0.61. Die Zusammenstellung der Resultate befindet sich in Tabelle 55 auf der nächsten Seite.

Tab. 55 Partialkorrelationen neuroendokrine Messwerte und essstörungsspezifische Vulnerabilität

		Essstörungsspezifische Vulnerabilität								M	SD
		FEV2	FEV3	IEG2	IEG3	IEG4	IEG5	IEG11	IEG12	IEG17		
Glucose	r	-0.16	0.03	-0.06	0.04	-0.03	-0.15	-0.09	0.18	-0.14	5.36	0.77
	df	19	19	19	19	19	19	19	19	19		
Insulin	r	0.21	0.25	0.05	0.17	-0.05	-0.16	-0.13	0.23	-0.04	22.22	12.8
	df	19	19	19	19	19	19	19	19	19		
Leptin	r	**0.57****	**0.61****	0.42	0.3	**0.59****	0.46*	0.34	0.02	0.07	43.19	24.99
	df	19	19	19	19	19	19	19	19	19		

**p< 0.01
*p< 0.05

Neuroendokrine Werte, Vermeidung und erfolgreiche Emotionsregulation

Die Resultate der Korrelationsrechnung von Glucose, Insulin und Leptin mit den Skalen der Metafaktoren Vermeidung und erfolgreiche Emotionsregulation zeigen keine signifikanten Ergebnisse. Sie werden aus diesem Grund hier nicht näher dargestellt oder diskutiert.

Neuroendokrine Werte und Ressourcenpotential

Eine signifikante Korrelation zeigt sich zwischen Ressourcenpotential und Leptin in der Skala aufgabenorientierten Copings. Dabei korreliert diese Copingstrategie negativ mit dem Hormon Leptin mit r=0.40.

Tab. 56 Partialkorrelation zwischen neuroendokrinen Parametern und Skalen des Metafaktors Ressourcenpotential (kontrolliert für BMI und Bauchumfang)

		Glucose	Insulin	Leptin	AC	Ressourcenpotential NEOG	CISS1	CISS6	M	SD
Glucose	r	1	0.45*	0.06	0.13	0.16	0.29	-0.02	5.28	0.72
	df		27	27	27	27	27	27		
Insulin	r		1	0.2	-0.19	0.00	0.12	-0.24	21.30	13.43
	df			27	27	27	27	27		
Leptin	r			1	-0.33	-0.34	-0.40*	-0.35	40.10	23.05
	df				27	27	27	27		
AC	r				1	0.52**	0.47**	0.35	-0.10	0.94
	df					27	27	27		
NEOG	r					1	0.50**	0.09	-0.10	0.89
	df						27	27		
CISS1	r						1	0.11	-0.51	1.00
	df							27		
CISS6	r							1	-0.10	0.96
	df									

**p< 0.01
*p< 0.05

8.4 Erfassung der Zusammenhänge der neuropsycho-physiologischen Variablen

8.4.1 Zusammenhang gewichtsspezifischer Daten und hormonell-blutchemischer Variablen

In der Population der adipösen Patienten wurden in den somatischen Variablen signifikante Korrelationen zwischen Gewicht, BMI und Bauchumfang (waist) gefunden. Ebenfalls signifikant zeigt sich eine positive Korrelation zwischen den Body Mass Index und den Werten Insulin und Leptin. Hingegen korrelieren Glukose und Insulin signifikant mit dem Bauchumfang. Weiter korreliert Glukose signifikant mit Insulin, und Insulin signifikant mit Leptin.

Tab. 57 Pearsonkorrelationen gewichtsspezifischer Daten und hormonell-blutchemischer Variablen

		BMI	Bauch-umfang	Glucose	Insulin	Leptin	M	SD
BMI	r	1	0.62**	0.09	0.41**	0.54**	38.46	6.74
	N	197	83	172	71	139		
Bauch-umfang	r		1	0.36**	0.36**	0.25	120.17	17.49
	N		83	80	56	53		
Glucose	r			1	0.53**	-0.03	5.65	1.71
	N			172	70	131		
Insulin	r				1	0.38*	20.63	20.22
	N				71	41		
Leptin	r					1	39.79	23.66
	N					139		

**p< 0.01
*p< 0.05

Das Essverhalten

8.4.2 Zusammenhang von hormoneller und autonomer Regulation

Für die Berechnung der Korrelationen zwischen hormonell-blutchemischen Werten und der Barorezeptorsensitivität wurden die Variablen Body Mass Index, Bauchumfang und Komorbidität aufgrund ihrer Einflussfunktion auf die einzelnen Variablen kontrolliert und Partialkorrelationen berechnet. Für die parasympathischen Aktivitäten ergeben sich weder signifikante noch tendenzielle Zusammenhänge. Sie werden deshalb an dieser Stelle auch nicht näher diskutiert. In der statistischen Analyse der autonomen Balance zeigen sich korrelative Ergebnisse von 0.34 zwischen Leptin und der autonomen Balance in der Erholungsphase 1, sowie zwischen Leptin und der autonomen Balance unter mentalem Stress mit $r=-0.48$ (siehe Tabelle 58). Jedoch erreichen beide aufgrund der hohen Varianz in beiden Messungen zwischen den einzelnen Probanden knapp nicht das Signifikanzniveau.

Tab. 58 Zusammenhang von hormonellen-blutchemischen Werten mit autonomer Balance (parasympathisch) (kontrolliert für BMI, Bauchumfang und Komorbidität)

		Leptin	Insulin	Glucose	Ruhe	autonome Balance Stress mental	Erhol. 1	Stress physik.	Erhol. 2	M	SD
Leptin	r	1	0.21	0.09	-0.02	**-0.48**	0.34	0.21	-0.18	40.1	23.05
	df		15	15	15	15	15	15	15		
Insulin	r		1	**0.55***	-0.18	-0.26	0	-0.09	-0.22	21.3	13.43
	df			15	15	15	15	15	15		
Glucose	r			1	-0.02	-0.14	0.1	-0.02	0.02	5.28	0.72
	df				15	15	15	15	15		
in Ruhe	r				1	**0.72****	**0.80****	**0.68****	**0.75****	2.93	3.13
	df					15	15	15	15		
unter mentalem Stress	r					1	0.45	0.45	**0.65****	6.51	29.96
	df						15	15	15		
in Erholung 1	r						1	**0.80****	**0.66****	4.18	4.42
	df							15	15		
unter physikalischem Stress	r							1	**0.57***	4.03	3.39
	df								15		
in Erholung 2	r								1	2.69	2.01
	df										

**$p< 0.01$
*$p< 0.05$

Bezüglich der Zusammenhänge zwischen der Stressreaktivität und der Erholbarkeit nach Stressphasen zeigt sich ein ähnliches Bild. In Tabelle 59 sind die entsprechenden Resultate aufgelistet.

Tab. 59 Zusammenhang von hormonellen-blutchemischen Werten mit Stressreaktivität bzw. Erholbarkeit auf unterschiedliche Stressoren (kontrolliert für BMI, Bauchumfang und Komorbidität)

| | | Leptin | Insulin | Glucose | Stressreaktivität und Erholbarkeit (parasympathisch) | | | | M | SD |
					Stressreaktivität mental	Erholbarkeit 1	Stressreaktivität physik.	Erholbarkeit 2		
Leptin	r	1	0.21	0.09	**0.3**	**0.46**	0.1	0.01	40.1	23.1
	df		15	15	15	15	15	15		
Insulin	r		1	**0.55***	**0.36**	**0.35**	-0.06	0	21.3	13.4
	df			15	15	15	15	15		
Glucose	r			1	0.04	0.17	-0.12	0.18	5.28	0.72
	df				15	15	15	15		
mentale Stressreaktivität	r				1	**0.59***	0.16	0.11	-0.2	0.86
	df					15	15	15		
Erholbarkeit nach mentalem Stress	r					1	0.21	-0.02	-0.1	0.67
	df						15	15		
physikal. Stressreaktivität	r						1	**0.58***	-0	0.82
	df							15		
Erholbarkeit nach physikalischem Stress	r							1	-0.6	0.77
	df									

**p< 0.01
*p< 0.05

Auch hier zeigen sich Korrelationen von 0.30 bis 0.46 zwischen Leptin und der mentalen Stressreaktivität sowie Leptin und der Erholbarkeit nach mentalem Stress (Erholbarkeit 1), jedoch erreichen beide knapp nicht das Signifikanzniveau von p=0.05. Ähnliches spielt sich für das Hormon Insulin ab. Insulin korreliert positiv mit r=0.36 mit der mentalen Stressreaktivität und positiv auch mit der Erholbarkeit nach mentalem Stress, jedoch sind beide Korrelationskoeffizienten nicht im statistisch signifikanten Bereich angesiedelt. Der

Versuch unter Ausschluss von Extremwerten Korrelationsberechnungen durchzuführen, scheiterte aufgrund des grossen Datenverlustes und der Tatsache, dass somatische Messwerte klar einer grossen Varianz unterliegen. Würde man diese Varianz verkleinern, so würde dies an Aussagekraft verlieren.

8.5 Unterschiede zwischen den verschiedenen BMI-Gruppen

Das eingangs beschriebene Modell zum Essverhalten nach Messerli-Bürgy, Znoj und Laederach unterscheidet sich von anderen Modellen einerseits bezüglich des Einbezugs von physiologischen und psychologischen Faktoren, die das Essverhalten determinieren sollen, andererseits gehen die Autoren davon aus, dass im Gegensatz zu früheren Modellen, dieses Modell für Patienten mit unterschiedlichem Body Mass Index und damit unterschiedlichen Störungsbildern verwendet werden kann, um die Entstehung und Aufrechterhaltung eines gestörten Essverhaltens zu erklären. Zur Überprüfung wurde in diesem Zusammenhang im Kapitel 6 folgende Hypothese formuliert:

> **Hypothese:** Die verschiedenen Störungsbilder des Essverhaltens mit jeweils unterschiedlichen Gewichtsveränderungen widerspiegeln sich im Modell gemäss den beschriebenen Faktoren und unterscheiden sich nur im Ausmass der kognitiven Kontrolle im Essverhalten.

Die Resultate der statistischen Überprüfung der Hypothese führt zu den folgenden Ergebnissen, welche in den nächsten Abschnitten jeweils nach Faktoren- und Skalenebene getrennt dargestellt sind.

8.5.1 Unterschiede auf der Makroebene/ Faktorenebene

Im statistischen Vergleich der BMI-Gruppen zeigen sich signifikante Unterschiede in den Metafaktoren emotionale Vulnerabilität, essstörungsspezifischer Vulnerabilität, kognitiver Kontrolle des Essens und Körperbewertung (siehe Tab. 60). Die signifikanten Ergebnisse sind auf den folgenden Seiten graphisch dargestellt und umschrieben. Alle nicht signifikanten Ergebnisse weisen dieselben Tendenzen auf. Es zeigt sich, dass Patienten mit BMI im Normbereich bis leichtes Übergewicht (BMI 20-29.99) das höchste Ressourcenpotential, sowie die höchsten Werte in Vermeidungsstrategien und die meisten positiven emotionsregulatorischen Möglichkeiten aufweisen. Die geringsten Werte zeichnen die untergewichtigen Patienten aus. Die Werte der adipösen Patienten bis massiv adipösen Patienten liegen dazwischen.

Das Essverhalten

Tab. 60 Mittelwerte, Standardabweichungen und einfaktorielle Varianzanalyse (ANOVA) für alle Metafaktoren des Essverhaltensmodell im Vergleich der verschiedenen BMI-Gruppen

	BMI-Gruppe 1		BMI-Gruppe 2		BMI-Gruppe 3		BMI-Gruppe 4		ANOVA	
	M	SD	M	SD	M	SD	M	SD	F (3, 355)	p
emotionale Vulnerabilität	0.33	0.73	0.22	0.58	-0.09	0.7	-0.12	0.71	6.93	**0.01**
essstörungsspezifische Vulnerabilität	-0.21	0.74	0.15	0.67	0.09	0.69	0	0.82	2.69	**0.05**
kognitive Kontrolle des Essverhaltens	0.73	0.72	0.75	0.63	-0.31	0.66	-0.39	0.7	55.2	**0.01**
Ressourcenpotential	-0.03	0.79	0.14	0.74	0.001	0.87	0.04	0.81	0.29	0.83
Vermeidung	-0.25	0.9	0.23	1.05	0.001	0.8	0.1	0.93	2.32	0.08
positive Emotionsregulation	-0.15	0.63	0.16	0.53	-0.03	0.73	0.07	0.66	1.81	0.15
Körperbewertung	-0.38	0.86	0.18	0.69	0.1	0.83	0.08	0.85	4.99	**0.01**

Legende:
BMI-Gruppe 1: BMI<20 kg/m^2
BMI-Gruppe 2: BMI= 20-29.99 kg/m^2
BMI-Gruppe 3: BMI= 30-39.99 kg/m^2
BMI-Gruppe 4: BMI= >40 kg/m^2

Die Emotionale Vulnerabilität unterscheidet sich die BMI-Gruppe 1 der Untergewichtigen von den beiden Adipositasgruppen (BMI-Gruppe 3 und 4). Dabei weisen Patienten mit tieferem BMI höhere Werte in der emotionalen Vulnerabilität. Die BMI-Gruppe 2 zeigt eine geringer Streuung als alle anderen Gruppen, ist jedoch der BMI-Gruppe der Untergewichtigen (BMI-Gruppe 1) ähnlicher und dementsprechend vulnerabler als die BMI-Gruppen 3 und 4 (Siehe Abb. 11).

Das Essverhalten

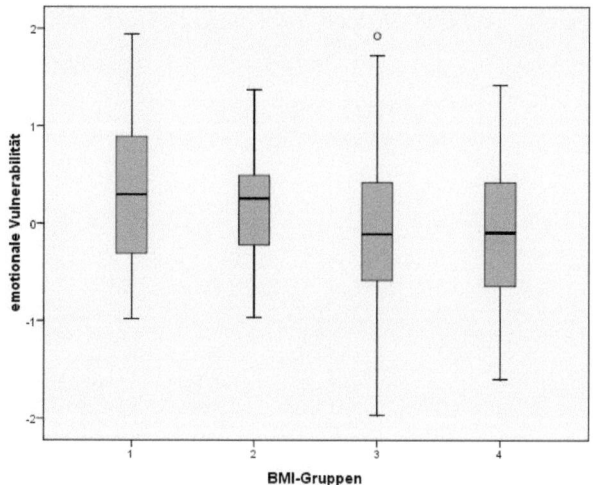

Abb. 11 Emotionale Vulnerabilität in den verschiedenen BMI-Gruppen (1: BMI<20 kg/m^2; 2: BMI= 20-29.99 kg/m^2; 3: BMI= 30-39.99 kg/m^2; 4: BMI= >40 kg/m^2)

Die essstörungsspezifische Vulnerabilität unterscheidet sich zwischen den BMI-Gruppen 1 und den beiden BMI-Gruppen 2 und 3. Dabei weist die BMI-Gruppe 2 die höchste essstörungsspezifische Vulnerabilität auf, und die Gruppe mit BMI unter 20 (Gruppe 1) die tiefsten Werte. Auffällig ist auch hier die Streuung innerhalb der Gruppen.

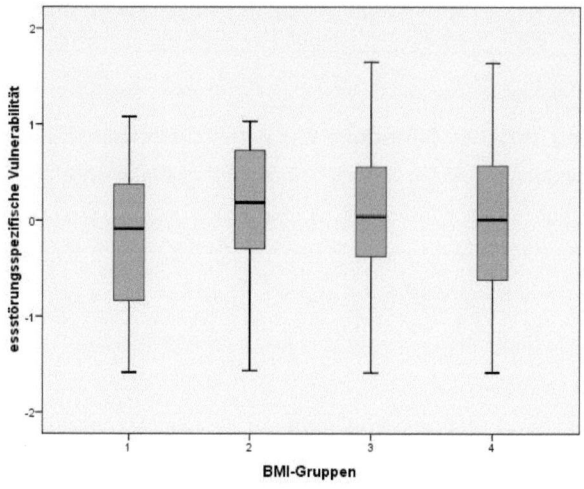

Abb. 12 Essstörungsspezifische Vulnerabilität in den verschiedenen BMI-Gruppen (1: BMI<20 kg/m^2; 2: BMI= 20-29.99 kg/m^2; 3: BMI= 30-39.99 kg/m^2; 4: BMI= >40 kg/m^2)

Kognitive Kontrolle im Essverhalten

Der Gruppenvergleich der BMI-Gruppen zeigt bezüglich der kognitiven Kontrolle im Essverhalten einen signifikanten Unterschied zwischen der BMI-Gruppe 1 und den beiden BMI-Gruppen 3 und 4. Dabei weisen beide tieferen BMI-Gruppen höhere kognitive Kontrolle im Essverhalten auf als die beiden BMI-Gruppen 3 und 4.

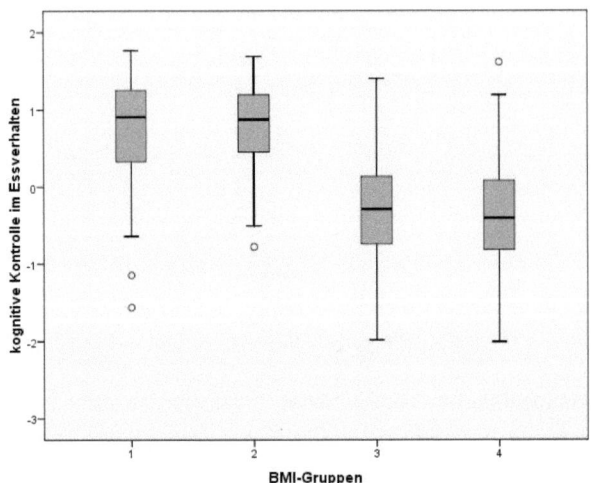

Abb. 13 Kognitiven Kontrolle im Essverhalten in den verschiedenen BMI-Gruppen (1: BMI<20 kg/m^2; 2: BMI= 20-29.99 kg/m^2; 3: BMI= 30-39.99 kg/m^2; 4: BMI= >40 kg/m^2)

Körperbewertung (negative Bewertung und damit ablehnende Haltung) unterscheidet sich die BMI-Gruppe 1 signifikant von allen anderen drei Vergleichsgruppen. Dabei weisen die Patienten der Gruppe 1 deutlich geringere Ausprägungen in ablehnender Körperbewertungen auf. Tendenziell äussert die BMI-Gruppe 2 die höchste ablehnende Körperbewertung, gefolgt von den BMI-Gruppen 3 und 4.

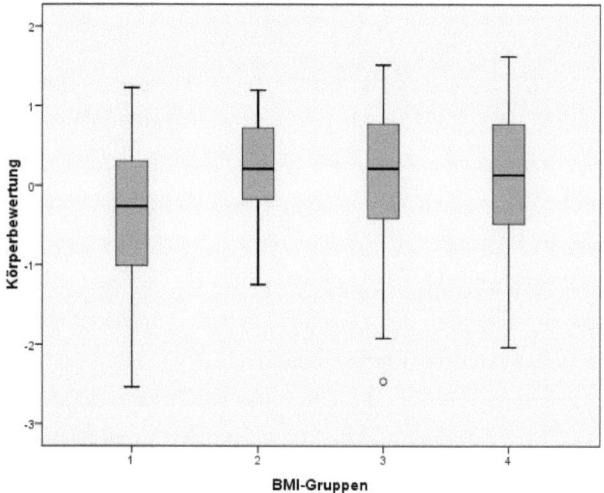

Abb.14 Körperbewertung in den verschiedenen BMI-Gruppen (1: BMI<20 kg/m^2; 2: BMI= 20-29.99 kg/m^2; 3: BMI= 30-39.99 kg/m^2; 4: BMI= >40 kg/m^2)

8.6 Veränderung der Modellfaktoren im Verlauf

Im letzten Kapitel zu den Ergebnissen wurden die signifikanten Unterschiede zwischen allen vier BMI-Gruppen dargestellt. Die Patienten der BMI-Gruppen 3 und 4 wurden zusätzlich im Verlauf einer mehrjährigen Therapie zur Gewichtsreduktion begleitet. In einem nächsten Schritt soll die Veränderung der Modellfaktoren im Therapieverlauf überprüft werden. Es wurde folgende Hypothese in diesem Zusammenhang aufgestellt.

> **Hypothese:** Im Therapieverlauf verändern sich die Modellfaktoren und die Rückkoppelungsprozesse abhängig von der Gewichtsausprägung und abhängig von der Gewichtsveränderung.

Bevor auf die Resultate der statistischen Berechnungen für die Gewichtsausprägung und die Gewichtsveränderungen eingegangen wird, soll in einem nächsten Abschnitt kurz allgemein auf die Gewichtsverläufe und Unterschiede in den beiden Therapieprogrammen eingegangen werden. Im Anschluss daran wird die statistische Überprüfung der Hypothese dargestellt.

8.6.1 Allgemein

Aufgrund des Begleitstudiendesigns konnte eine komplette Datenerfassung nicht gewährleistet werden. Hauptsächlich als problematisch erwies sich die Datenzusammenstellung bezüglich der blutchemischen und neuroendokrinen Werte wie Glukose, Insulin und Leptin. Die Laboruntersuchungen wurden unterschiedlich durchgeführt. Häufig fehlte einer der erwähnten Parameter. Im Therapieverlauf schlich sich zudem in der Jahreskontrolle in der Übermittlung der Resultate ein Fehler ein, so dass schlussendlich auf die statistische Analyse aufgrund der geringen Anzahl kompletter blutchemischer und neuroendokriner Werte verzichtet werden musste.

Weiter führten technische Probleme bezüglich der psychophysiologischen Messungen in bestimmten Fällen zu unbrauchbaren Werten. Zudem fehlen für bestimmte Patienten die Verlaufsdaten, da sie nicht zu den vereinbarten Untersuchungsterminen erschienen sind. Insgesamt liegen Eintritts- und Verlaufsdaten von 127 Patienten für die ersten drei Therapiemonate und Verlaufsdaten von 25 Patienten für 12 Therapiemonate vor. Aus den Verlaufsdaten der dreimonatigen Messung waren 66 Patienten aus dem Gruppenprogramm und 61 Patienten aus dem Einzelprogramm. Alle 25 Patienten der 12monatigen Datenerfassung waren Teilnehmer des Gruppentherapieprogramms.

Der Gewichtsverlauf aller Adipositaspatienten während insgesamt einem Jahr zeigt eine Veränderung des Body Mass Index durchschnittlich von 38.58 auf 36.34, dies entspricht einer BMI-Veränderung von 5.81%.

Tab. 61   BMI-Werte im Verlauf

BMI-Werte	N	M	SD
bei Eintritt	198	38.58	6.73
nach 3 Monaten	127	38.51	7.17
nach 6 Monaten	128	37.92	7.41
nach 12 Monaten	25	36.35	4.98

Der Gewichtsverlauf aufgeteilt nach Gruppen- und Einzelprogramm zeigt eine BMI-Veränderung im Einzelprogramm von 37.65 auf 34.89 kg/m^2, was einer prozentualen Veränderung von 7.33% entspricht. Im Gruppenprogramm veränderte sich der BMI von 39.37 38.94 kg/m^2. Dies entspricht einem prozentualen Wert von 1,09 %.

Tab. 62 Gewichtsverläufe über 12 Monate nach Programmteilnahme getrennt

Programm	Messzeitpunkt	N	Min	Max	M	SD
Einzel	Bei Eintritt	91	29.07	64.81	37.65	6.43
	Nach 3 Monaten	61	28.04	55.99	37.46	5.45
	Nach 6 Monaten	63	25.51	61.82	37.07	6.01
	Nach 12 Monaten	16	28.83	42.18	34.89	4.50
Gruppe	Bei Eintritt	107	29.4	69.56	39.37	6.90
	Nach 3 Monaten	66	29.08	65.98	40.04	7.14
	Nach 6 Monaten	65	29.37	65.26	39.26	7.29
	Nach 12 Monaten	9	31.36	46.87	38.94	4.97

8.6.2 Vergleich von psychologischen Veränderungen bei unterschiedlichen Gewichtsausprägungen im Verlauf

Emotionale Vulnerabilität: In den Ergebnissen zeigen sich bezüglich der emotionalen Vulnerabilität signifikante Unterschiede im Verlauf, jedoch nicht zwischen den beiden BMI-Gruppen. Dabei weisen Patienten im Verlaufe der ersten drei Therapiemonate eine Steigerung der emotionalen Vulnerabilität auf. Patienten der BMI-Gruppe 4 sind bei Therapieeintritt tendenziell vulnerabler, jedoch gleicht sich die emotionale Vulernabilität in den beiden Gruppen über die 12 Monate an.

Tab. 63 Mittelwerte und Standardabweichungen für emotionale Vulnerabilität nach BMI-Gruppe und Verlauf

Verlauf	BMI-Gruppe 3	BMI-Gruppe 4
Eintritt		
M	-0.04	0.05
SD	0.72	0.76
nach 3 Monaten		
M	-0.01	0.11
SD	0.61	0.81
nach 12 Monaten		
M	0.01	0.02
SD	0.77	0.77

Tab. 64 Varianzanalyse (wiederholte Messung) für emotionale Vulnerabilität im Vergleich der BMI-Gruppen im Verlauf

Quelle	df	SS	MS	F	p
between subjects					
BMI-Gruppe	1	0.19	0.19	0.14	0.71
Fehler 1	57	78.87	1.38		
within subjects					
verlauf	2	1.12	0.56	4.03	**0.02**
verlauf * bmigrp	2	0.09	0.04	0.32	0.72
Fehler 2	114	15.87	0.14		

Essstörungsspezifische Vulnerabilität: Bezüglich essstörungsspezifischer Vulnerabilität unterscheiden sich die beiden BMI-Gruppen signifikant voneinander. Die BMI-Gruppe 4 weist bei Therapiebeginn geringe Werte in der essstörungsspezifischen Vulnerabilität auf und verringert diese während der Therapie in den nächsten 12 Monaten weiter. Hingegen die BMI-Gruppe 3 erlebt eine tendenzielle Steigerung der essstörungspezifischen Vulnerabilität. Es zeigt sich jedoch kein signifikanter Unterschied im Verlauf.

Tab. 65 Mittelwerte und Standardabweichungen für essstörungsspezifische Vulnerabilität nach BMI-Gruppe und Verlauf

Verlauf	BMI-Gruppe 3	BMI-Gruppe 4
Eintritt		
M	0.07	-0.09
SD	0.75	0.86
nach 3 Monaten		
M	0.08	-0.18
SD	0.75	0.74
nach 12 Monaten		
M	0.15	-0.26
SD	0.73	0.65

Tab. 66 Varianzanalyse (wiederholte Messung) für essstörungsspezifische Vulnerabilität im Vergleich der BMI-Gruppen im Verlauf

Quelle	df	SS	MS	F	p
between subjects					
BMI-Gruppe	1	4.72	4.72	4.12	**0.05**
Fehler 1	57	65.18	1.14		
within subjects					
verlauf	1.80	0.00	0.00	0.01	0.98
verlauf * bmigrp	1.80	0.26	0.15	0.81	0.44
Fehler 2	102.75	18.51	0.18		

Greenhouse-Geisser-Korrektur

Kognitive Kontrolle im Essverhalten: Die kognitive Kontrolle im Essverhalten zeigt keine signifikante Veränderung im Verlaufe der Therapie, noch unterscheiden sich die beiden BMI-Gruppen signifikant voneinander. Interessanterweise zeigen sich Tendenzen in Richtung Kontrollerhöhung im Verlaufe der Therapie bei den schwerst Übergewichtigen (BMI-Gruppe 4) und eine Verminderung in der BMI-Gruppe 3.

Tab. 67 Mittelwerte und Standardabweichungen für kognitive Kontrolle im Essverhalten nach BMI-Gruppe und Verlauf

Verlauf	BMI-Gruppe 3	BMI-Gruppe 4
Eintritt		
M	0.01	-0.09
SD	0.75	0.89
nach 3 Monaten		
M	-0.06	-0.09
SD	0.74	0.85
nach 12 Monaten		
M	-0.16	0.05
SD	0.74	0.66

Tab. 68 Varianzanalyse (wiederholte Messung) für kognitive Kontrolle im Essverhalten im Vergleich der BMI-Gruppen im Verlauf

Quelle	df	SS	MS	F	p
between subjects					
BMI-Gruppe	1	0.61	0.61	0.53	0.47
Fehler 1	57	65.40	1.15		
within subjects					
verlauf	2	0.08	0.04	0.10	0.90
verlauf * bmigrp	2	0.21	0.11	0.26	0.77
Fehler 2	114	45.77	0.40		

Ressourcenpotential: Das Ressourcenpotential zeigt weder bezüglich Verlauf noch bezüglich der Gruppen signifikante Unterschiede. Geringe Veränderungstendenzen zeigen sich in der BMI-Gruppe 4. Tendenziell nimmt das Ressourcenpotential im Verlaufe der Therapie weiter ab.

Tab. 69 Mittelwerte und Standardabweichungen für Ressourcenpotential nach BMI-Gruppe und Verlauf

Verlauf	BMI-Gruppe 3	BMI-Gruppe 4
Eintritt		
M	0.04	-0.06
SD	0.9	0.78
nach 3 Monaten		
M	0.04	-0.18
SD	0.79	0.7
nach 12 Monaten		
M	0.07	-0.12
SD	0.78	0.73

Tab. 70 Varianzanalyse (wiederholte Messung) für Ressourcenpotential im Vergleich der BMI-Gruppen im Verlauf

Quelle	df	SS	MS	F	p
between subjects					
BMI-Gruppe	1	0.43	0.43	0.27	0.61
Fehler 1	56	88.23	1.58		
within subjects					
verlauf	1.76	0.06	0.03	0.11	0.88
verlauf * bmigrp	1.76	0.23	0.13	0.43	0.43
Fehler 2	98.71	29.14	0.30		

Greenhouse-Geisser-Korrektur

Vermeidung: Ebenfalls verändern sich die Vermeidungsstrategien in beiden BMI-Gruppen im Therapie-verlauf nicht signifikant. Dabei zeigt die BMI-Gruppe 4 bei Beginn eher höhere Vermeidungsstrategien als die BMI-Gruppe 3. Dieses Vermeidungscoping verringert sich jedoch im Verlauf der 12monatigen Therapie. Die beiden BMI-Gruppen unterscheiden sich dabei nicht signifikant voneinander.

Tab. 71 Mittelwerte und Standardabweichungen für Vermeidung nach BMI-Gruppe und Verlauf

Verlauf	BMI-Gruppe 3	BMI-Gruppe 4
Eintritt		
M	-0.11	0.2
SD	0.04	0.92
nach 3 Monaten		
M	-0.11	0.23
SD	0.88	0.89
nach 12 Monaten		
M	-0.05	0.08
SD	0.94	0.72

Tab. 72 Varianzanalyse (wiederholte Messung) für Vermeidung im Vergleich der BMI-Gruppen im Verlauf

Quelle	df	SS	MS	F	p
between subjects					
BMI-Gruppe	1	1.40	1.40	0.81	0.38
Fehler 1	24	41.67	1.74		
within subjects					
verlauf	2	0.95	0.47	1.60	0.21
verlauf * bmigrp	2	0.20	0.10	0.33	0.72
Fehler 2	48	14.25	0.30		

Erfolgreiche Emotionsregulation : Der Metafaktor erfolgreicher Emotionsregulation zeigt weder zwischen den Gruppen noch im Verlauf einen signifikanten Unterschied oder eine signifikante Veränderung. Geringe Veränderungstendenzen zeigen einzig die Patienten der BMI-Gruppe 4. Sie verbessern sich diesbezüglich zumindest während den ersten drei Therapiemonaten.

Tab. 73 Mittelwerte und Standardabweichungen für erfolgreiche Emotionsregulation nach BMI-Gruppe und Verlauf

Verlauf	BMI-Gruppe 3	BMI-Gruppe 4
Eintritt		
M	-0.05	0.02
SD	0.63	0.91
nach 3 Monaten		
M	-0.04	0.09
SD	0.64	0.77
nach 12 Monaten		
M	0.02	-0.04
SD	0.66	0.61

Tab. 74 Varianzanalyse (wiederholte Messung) für erfolgreiche Emotionsregulation im Vergleich der BMI-Gruppen im Verlauf

Quelle	df	SS	MS	F	p
between subjects					
BMI-Gruppe	1	3.20	3.20	2.74	0.11
Fehler 1	25	29.14	1.17		
within subjects					
verlauf	2	0.01	0.01	0.05	0.95
verlauf * bmigrp	2	0.05	0.03	0.22	0.80
Fehler 2	50	5.80	0.12		

Körperbewertung: Die ablehnende Körperbewertung verändert sich im Verlaufe der Therapie signifikant. Dabei zeigen die Patienten über die ersten drei Therapiemonate hinweg eine Zunahme der ablehnenden Körperbewertung, während sich im Verlaufe der weiteren Therapie die ablehnende Haltung in der BMI-Gruppe 3 verbessert, steigert sich diese in der BMI-Gruppe 4 weiter. Die Gruppen unterscheiden sich dabei nicht signifikant.

Tab. 75 Mittelwerte und Standardabweichungen für Körperbewertung nach BMI-Gruppe und Verlauf

Verlauf	BMI-Gruppe 3	BMI-Gruppe 4
Eintritt		
M	-0.06	0.04
SD	0.89	0.85
nach 3 Monaten		
M	-0.03	0.09
SD	0.77	0.74
nach 12 Monaten		
M	-0.07	0.13
SD	0.86	0.86

Tab. 76 Varianzanalyse (wiederholte Messung) für Körperbewertung im Vergleich der BMI-Gruppen im Verlauf

Quelle	df	SS	MS	F	p
between subjects					
BMI-Gruppe	1	0.09	0.09	0.07	0.80
Fehler 1	25	33.80	1.35		
within subjects					
verlauf	2	2.28	1.14	4.42	**0.02**
verlauf * bmigrp	2	0.08	0.04	0.15	0.86
Fehler 2	50	12.89	0.26		

8.6.3 Vergleich der unterschiedlichen Gewichtsgruppen bezüglich somatischer Veränderungen

Parasympathische Aktivitäten

Über beide Gruppen hinweg zeigt sich bezüglich der parasympathischen Aktivitäten unter den verschiedenen Testbedingungen keine signifikante Veränderung im Verlauf noch zeigen sich signifikante Unterschiede zwischen den BMI-Gruppen. Einzig deutlich wird die Tendenz zu einer generellen Verbesserung oder Stabilisierung des Niveaus während den ersten 3 Monaten und anschliessend eine Verminderung der parasympathischen Gegenregulationsfähigkeit. Nachfolgend finden sich die jeweiligen Ergebnisse in Tabellen dargestellt. Auffällig ist in den hier dargestellten psychophysiologischen Messverläufen die relativ hohe Streuung mit 1-2 Standardabweichungen in beiden Gruppen.

Parasympathische Aktivität in Ruhe

Beide Gruppen weisen im Mittel eine vergleichbare parasympathische Aktivität in Ruhe auf. Nach 3 Monaten zeigt sich eine tendenzielle Verbesserung in der Gruppe 3, welche sich jedoch nach 12 Monaten erneut verschlechtert. In der BMI-Gruppe 4 nimmt die parasympathische Aktivität im Verlauf der 12 monatigen Therapie tendenziell ab.

Tab. 77 Mittelwerte und Standardabweichungen für parasympathische Aktivität in Ruhe nach BMI-Gruppe und Verlauf

Verlauf	BMI-Gruppe 3	BMI-Gruppe 4
Eintritt		
M	4.54	4.53
SD	1.52	1.68
nach 3 Monaten		
M	4.72	4.42
SD	1.38	1.85
nach 12 Monaten		
M	4.13	4.07
SD	1.63	1.32

Tab. 78 Varianzanalyse (wiederholte Messung) für parasympathische Aktivität in Ruhe im Vergleich der BMI-Gruppen im Verlauf

Quelle	df	SS	MS	F	p
between subjects					
BMI-Gruppe	1.00	0.00	0.00	0.00	0.97
Fehler 1	21.00	71.32	3.40		
within subjects					
verlauf	1.51	1.83	1.21	0.73	0.45
verlauf * bmigrp	1.51	0.64	0.42	0.26	0.71
Fehler 2	31.74	52.45	1.65		

Greenhouse-Geisser-Korrektur

Parasympathische Aktivität unter mentalem Stress

Unter mentalem Stress zeigt sich ein ähnliches Bild wie in der Ruhephase. Beide BMI-Gruppen weisen bei Eintritt ähnliche parasympathische Gegenregulationsfähigkeiten unter mentalem Stress auf. Im Verlaufe der intensiven Therapiephase steigert sich diese tendenziell in der BMI-Gruppe 3, weist jedoch nach 12 Monaten eine Senkung der Gegenregulation auf. Bei der Gruppe 4 zeigt sich über den Verlauf hinweg eine tendenzielle Abnahme.

Tab. 79 Mittelwerte und Standardabweichungen für parasympathische Aktivität unter mentalem Stress nach BMI-Gruppe und Verlauf

Verlauf	BMI-Gruppe 3	BMI-Gruppe 4
Eintritt		
M	4.34	4.36
SD	1.42	1.61
nach 3 Monaten		
M	4.67	4.3
SD	1.31	1.72
nach 12 Monaten		
M	3.89	3.82
SD	1.5	1.3

Tab. 80 Varianzanalyse (wiederholte Messung) für parasympathische Aktivität unter mentalem Stress im Vergleich der BMI-Gruppen im Verlauf

Quelle	df	SS	MS	F	p
between subjects					
BMI-Gruppe	1.00	0.02	0.02	0.01	0.93
Fehler 1	20.00	53.76	2.69		
within subjects					
verlauf	1.48	1.16	0.79	0.61	0.50
verlauf * bmigrp	1.48	2.35	1.59	1.24	0.29
Fehler 2	29.53	37.95	1.28		

Greenhouse-Geisser-Korrektur

Parasympathische Aktivität in der Erholung 1

Auch in der Erholungsphase nach mentalem Stress weisen die Patienten der BMI-Gruppe im Verlaufe der intensiven Therapiephase eine tendenzielle Steigerung der Gegenregulationsfähigkeit auf, jedoch zum Zeitpunkt von 12 Monaten nach Therapiebeginn stellt sich eine Abnahme, vergleichbar mit der Abnahme der BMI-Gruppe 4 ein.

Tab. 81 Mittelwerte und Standardabweichungen für parasympathische Aktivität in der Erholung 1 nach BMI-Gruppe und Verlauf

Verlauf	BMI-Gruppe 3	BMI-Gruppe 4
Eintritt		
M	4.49	4.53
SD	1.52	1.7
nach 3 Monaten		
M	4.78	4.39
SD	1.37	1.79
nach 12 Monaten		
M	4.16	4.18
SD	1.56	1.37

Tab. 82 Varianzanalyse (wiederholte Messung) für parasympathische Aktivität in der Erholung 1 im Vergleich der BMI-Gruppen im Verlauf

Quelle	df	SS	MS	F	p
between subjects					
BMI-Gruppe	1.00	2.11	2.11	0.55	0.47
Fehler 1	20.00	77.16	3.86		
within subjects					
verlauf	1.30	1.30	1.00	0.73	0.44
verlauf * bmigrp	1.30	2.57	1.98	1.44	0.25
Fehler 2	25.96	35.74	1.38		

Greenhouse-Geisser-Korrektur

Parasympathische Aktivität unter physikalischem Stress

Die parasympathische Aktivität unter physikalischem Stress ist im Vergleich der beiden BMI-Gruppen bei Therapiebeginn in der BMI-Gruppe 3 tendenziell tiefer, steigert sich jedoch in dieser Gruppe im Verlaufe der intensiven Therapie und weist in der Jahreskontrolle eine Reduktion der Gegenregulationsfähigkeit auf, welche tiefer als das Ausgangsniveau ist. Die BMI-Gruppe 4 weist ebenfalls eine Steigerung, jedoch in äusserst geringer Form in den ersten 3 Monaten auf und erreicht ein ähnliches Niveau wie die BMI-Gruppe 3 nach 12 Monaten.

Tab. 83 Mittelwerte und Standardabweichungen für parasympathische Aktivität unter physikalischem Stress nach BMI-Gruppe und Verlauf

Verlauf	BMI-Gruppe 3	BMI-Gruppe 4
Eintritt		
M	4.38	4.48
SD	1.61	1.79
nach 3 Monaten		
M	4.89	4.55
SD	1.29	1.95
nach 12 Monaten		
M	4.2	4.24
SD	1.75	1.52

Tab. 84 Varianzanalyse (wiederholte Messung) für parasympathische Aktivität unter physikalischem Stress im Vergleich der BMI-Gruppen im Verlauf

Quelle	df	SS	MS	F	p
between subjects					
BMI-Gruppe	1.00	0.01	0.01	0.00	0.96
Fehler 1	18.00	76.36	4.24		
within subjects					
verlauf	1.49	5.23	3.51	2.67	0.10
verlauf * bmigrp	1.49	3.34	2.25	1.71	0.20
Fehler 2	26.80	35.18	1.31		

Greenhouse-Geisser-Korrektur

Parasympathische Aktivität in der Erholung 2

Bezüglich der Erholungsphase nach physikalischem Stress zeigt sich in der Gruppe 3 eine geringere parasympathische Gegenregulationsfähigkeit als in der Gruppe 4. Die BMI-Gruppe 3 weist im Verlauf im Gegensatz zur Gruppe 4 eine Steigerung auf, welche jedoch nicht den signifikanten Bereich und erneut in der Jahreskontrolle ein tieferes Niveau erreicht. Die BMI-Gruppe 4 zeigt über den Jahresverlauf eine stetige Senkung der parasympathischen Aktivitäten.

Tab. 85 Mittelwerte und Standardabweichungen für parasympathische Aktivität in der Erholung 2 nach BMI Gruppe und Verlauf

Verlauf	BMI-Gruppe 3	BMI-Gruppe 4
Eintritt		
M	4.91	5.18
SD	1.46	1.8
nach 3 Monaten		
M	5.48	5.11
SD	1.13	1.9
nach 12 Monaten		
M	4.69	4.34
SD	1.67	1.29

Tab. 86 Varianzanalyse (wiederholte Messung) für parasympathische Aktivität in der Erholung 2 im Vergleich der BMI-Gruppen im Verlauf

Quelle	df	SS	MS	F	p
between subjects					
BMI-Gruppe	1.00	3.25	3.25	1.09	0.31
Fehler 1	18.00	53.72	2.98		
within subjects					
verlauf	1.49	1.78	1.20	0.79	0.43
verlauf * bmigrp	1.49	0.65	0.44	0.29	0.69
Fehler 2	26.80	40.37	1.51		

Greenhouse-Geisser-Korrektur

Mentale Stressreaktivität

Die mentale Stressreaktivität, welche aus Differenzwerten von den beiden aufeinander folgenden Testphasen Ruhe und mentaler Stress gebildet wurde, zeigt keine signifikante Veränderung über die Zeitpunkte Eintritt, 3 Monate und 12 Monate der Therapie. Tendenziell verstärkt sich die mentale Stressreaktivität zum Zeitpunkt 2 (nach 3 Monaten Therapie) in beiden Gruppen.

Tab. 87 Mittelwerte und Standardabweichungen für mentale Stressreaktivität (parasympathisch) nach BMI-Gruppe und Verlauf

Verlauf	BMI-Gruppe 3	BMI-Gruppe 4
Eintritt		
M	-0.25	-0.17
SD	0.86	0.92
nach 3 Monaten		
M	-0.06	-0.11
SD	0.82	0.82
nach 12 Monaten		
M	-0.24	-0.25
SD	0.65	0.54

Tab. 88 Varianzanalyse (wiederholte Messung) für mentale Stressreaktivität (parasympathisch) im Vergleich der BMI-Gruppen im Verlauf

Quelle	df	SS	MS	F	p
between subjects					
BMI-Gruppe	1	0.03	0.03	0.02	0.88
Fehler 1	20	26.42	1.32		
within subjects					
verlauf	2	0.04	0.02	0.05	0.95
verlauf * bmigrp	2	1.04	0.52	1.08	0.35
Fehler 2	40	19.20	0.48		

Erholbarkeit nach mentalem Stress

Bezüglich Erholbarkeit nach mentalem Stress zeigt sich ein signifikanter Interaktionseffekt zwischen den BMI-Gruppen und dem Verlauf. Im Verlaufe der Therapie zeigt sich bezüglich Erholbarkeit eine Veränderung in beiden Gruppen.

Tab. 89 Mittelwerte und Standardabweichungen für Erholbarkeit nach mentalem Stress (parasympathisch) nach BMI-Gruppe und Verlauf

Verlauf	BMI-Gruppe 3	BMI-Gruppe 4
Eintritt		
M	-0.2	-0.17
SD	0.74	0.66
nach 3 Monaten		
M	-0.11	-0.09
SD	0.73	0.59
nach 12 Monaten		
M	-0.27	-0.36
SD	0.57	0.51

Das Essverhalten

Tab. 90 Varianzanalyse (wiederholte Messung) für Erholbarkeit nach mentalem Stress (parasympathisch) im Vergleich der BMI-Gruppen im Verlauf

Quelle	df	SS	MS	F	p
between subjects					
BMI-Gruppe	1	1.70	1.70	1.59	0.22
Fehler 1	20	21.39	1.07		
within subjects					
verlauf	2	0.74	0.37	1.01	0.37
verlauf * bmigrp	2	2.73	1.36	3.73	**0.03**
Fehler 2	40	14.61	0.37		

Physikalische Stressreaktivität

Bezüglich der physikalischen Stressreaktivität zeigt sich ein knapp nicht signifikanter Unterschied zwischen den beiden BMI-Gruppen mit p=0.08. Die Gruppe der Adipösen mit BMI 30- 39.99 kg/m2 zeigt eine leicht geringere Stressreaktivität bei Eintritt, nach drei Monaten eine leichte Steigerung der parasympathischen Regulationsfähigkeit und erneut im 12monatigen Test eine Verminderung derer. Im Gegensatz dazu weist die BMI-Gruppe eine deutliche Steigerung der physikalischen Stressreaktivität auf, welche auch nach 12 Monaten zwar absinkt, jedoch nicht mehr das Niveau der Eintrittsmessung erreicht.

Tab. 91 Mittelwerte und Standardabweichungen für physikalische Stressreaktivität (parasympathisch) nach BMI-Gruppe und Verlauf

Verlauf	BMI-Gruppe 3	BMI-Gruppe 4
Eintritt		
M	-0.14	-0.05
SD	0.87	0.87
nach 3 Monaten		
M	0.05	0.21
SD	0.62	1.07
nach 12 Monaten		
M	-0.05	0.1
SD	0.63	0.91

Tab. 92 Varianzanalyse (wiederholte Messung) für physikalische Stressreaktivität (parasympathisch) im Vergleich der BMI-Gruppen im Verlauf

Quelle	df	SS	MS	F	p
between subjects					
BMI-Gruppe	1	5.24	5.24	3.52	0.08
Fehler 1	18	26.83	1.49		
within subjects					
verlauf	2	1.54	0.77	1.12	0.34
verlauf * bmigrp	2	0.52	0.26	0.38	0.69
Fehler 2	36	24.80	0.69		

Erholbarkeit nach physikalischem Stress

In der Erholbarkeit nach physikalischem Stress zeigt sich zwischen den beiden BMI-Gruppen ein knapp nicht signifikanter Unterschied. Dabei verändert sich in der BMI-Gruppe 3 kaum etwas bezüglich der parasympathischen Erholbarkeit nach physikalischem Stress. Hingegen zeigt sich in der BMI-Gruppe 4 eine deutlich verminderte Erholbarkeit bei Eintritt, welche sich im Verlaufe der Therapie zunehmend verbessert.

Tab. 93 Mittelwerte und Standardabweichungen für Erholbarkeit nach physikalischem Stress (parasympathisch) nach BMI-Gruppe und Verlauf

Verlauf	BMI-Gruppe 3	BMI-Gruppe 4
Eintritt		
M	-0.54	-0.7
SD	0.88	0.98
nach 3 Monaten		
M	-0.59	-0.49
SD	0.94	0.9
nach 12 Monaten		
M	-0.48	-0.11
SD	0.86	0.63

Tab. 94 Varianzanalyse (wiederholte Messung) für Erholbarkeit nach physikalischem Stress (parasympathisch) im Vergleich der BMI-Gruppen im Verlauf

Quelle	df	SS	MS	F	p
between subjects					
BMI-Gruppe	1	2.87	2.87	3.21	0.09
Fehler 1	18	16.09	0.89		
within subjects					
verlauf	2	1.47	0.74	1.97	0.15
verlauf * bmigrp	2	1.05	0.52	1.40	0.26
Fehler 2	36	13.48	0.37		

8.6.4 Vergleich von psychologischen Veränderungen bei unterschiedlichen Gewichtsveränderungen im Verlauf

Im Zusammenhang mit der dritten Hypothese soll nebst der im letzten Abschnitt untersuchten Unterschiede zwischen zwei Gruppen mit unterschiedlichen Gewichtsausprägungen in einem nächsten Schritt der Vergleich zwischen Gruppen mit unterschiedlichen Gewichtsveränderungen durchgeführt werden. Zentral stellt sich dabei die Frage, ob bezüglich der psychologischen Faktoren des Modells ein Unterschied zwischen Patienten mit Gewichtsveränderungen (Erfolg) und den Patienten ohne erfolgreiche Gewichtsreduktion zu finden ist. Die Resultate der Vergleichsgruppen Erfolg und Misserfolg zu den jeweiligen Therapiezeitpunkten ist jeweils im Verlaufe der Therapie dargestellt.

Unterschiede bei Eintrittsuntersuchung zwischen den Gruppen mit späterem Therapieerfolg und Misserfolg (Erfolgsmessung nach 3 Monaten Therapie)

Im Vergleich der Patienten mit erfolgreicher Gewichtsreduktion nach den ersten 3 Monaten Therapie und den Patienten ohne Erfolg oder sogar Gewichtszunahme zeigt sich hinsichtlich der psychologischen Faktoren kein signifikanter Unterschied zwischen den Gruppen.

Tab. 95 Mittelwerte, Standardabweichungen und einfaktorielle Varianzanalyse (ANOVA) für alle Metafaktoren des Essverhaltensmodell zu Therapiebeginn im Vergleich der beiden Gruppen mit Erfolg und Misserfolg

	ERFOLG		MISSERFOLG		ANOVA	
	M	SD	M	SD	$F_{(1, 105)}$	p
emotionale Vulnerabilität	-0.15	0.71	0.10	0.63	3.38	0.07
essstörungs-spezifische Vulnerabilität	0.04	0.76	0.00	0.77	0.06	0.80
kognitive Kontrolle des Essverhaltens	-0.12	0.80	0.12	0.77	2.43	0.12
Ressourcenpotential	0.03	0.78	-0.18	0.82	1.73	0.19
Vermeidung	0.04	1.16	0.07	0.84	0.02	0.89
positive Emotionsregulation	0.13	0.56	-0.12	0.85	1.82	0.18
Körperbewertung	-0.05	0.92	-0.02	0.87	0.01	0.90

Eine einzige Tendenz deuten die Resultate bzgl. emotionaler Vulnerabilität an. So zeigt sich bei Therapiebeginn, dass bei Patienten mit ausbleibender Gewichtsreduktion (Misserfolg) eine tendenziell ausgeprägtere emotionale Vulnerabilität aufweisen als die Gruppe mit erfolgreicher Gewichtsreduktion.

Unterschiede bei der Verlaufsmessung nach 3 Monaten zwischen den Gruppen mit Therapieerfolg und Misserfolg zu diesem Zeitpunkt
Im Vergleich der Patienten mit erfolgreicher Gewichtsreduktion nach den ersten 3 Monaten Therapie und den Patienten ohne Erfolg oder sogar Gewichtszunahme zeigt sich hinsichtlich der psychologischen Faktoren kein signifikanter Unterschied zwischen den Gruppen.

Tab. 96   Mittelwerte, Standardabweichungen und einfaktorielle Varianzanalyse (ANOVA) für alle Metafaktoren des Essverhaltensmodell nach 3 Monaten im Vergleich der beiden Gruppen mit Erfolg und Misserfolg

	ERFOLG		MISSERFOLG		ANOVA	
	M	SD	M	SD	F (1, 45)	p
emotionale Vulnerabilität	-0.08	0.71	0.11	0.58	2.18	0.14
essstörungs- spezifische Vulnerabilität	0.02	0.71	0.06	0.79	0.05	0.82
kognitive Kontrolle des Essverhaltens	-0.12	0.61	0.08	0.83	1.67	0.20
Ressourcenpotential	-0.08	0.82	-0.06	0.67	0.02	0.90
Vermeidung	-0.07	0.97	0.01	0.80	0.20	0.66
positive Emotions- regulation	0.03	0.71	-0.05	0.72	0.29	0.59
Körperbewertung	-0.05	0.76	0.09	0.65	0.82	0.37

Unterschiede bei Eintrittsuntersuchung zwischen den Gruppen mit späterem Therapieerfolg und Misserfolg (Erfolgsmessung nach 12 Monaten Therapie)
Die Vergleiche der psychologischen Profile zwischen den beiden Gruppen mit Therapieerfolg nach 12 Monaten und Misserfolg zeigen, dass bei Therapiebeginn sich die

beiden Gruppen unterscheiden. Dabei weisen Patienten mit fehlender Gewichtsreduktion in der Jahreskontrolle (Misserfolg) bereits bei Eintritt eine höhere emotionale Vulnerabilität. In allen anderen Metafaktoren unterscheiden sich die beiden Gruppen nicht.

Tab. 97 Mittelwerte, Standardabweichungen und einfaktorielle Varianzanalyse (ANOVA) für alle Metafaktoren des Essverhaltensmodell zu Therapiebeginn im Vergleich der beiden Gruppen mit Erfolg und Misserfolg (Erfolgsmessung nach 12 Monaten)

	ERFOLG		MISSERFOLG		ANOVA	
	M	SD	M	SD	$F_{(1, 105)}$	p
emotionale Vulnerabilität	-0.17	0.65	0.11	0.66	4.81	**0.03**
essstörungsspezifische Vulnerabilität	0.00	0.73	0.07	0.73	0.28	0.60
kognitive Kontrolle des Essverhaltens	-0.07	0.79	-0.02	0.78	0.11	0.74
Ressourcenpotential	0.06	0.83	-0.14	0.84	1.57	0.21
Vermeidung	-0.09	1.05	0.20	0.83	1.62	0.21
positive Emotionsregulation	0.11	0.62	-0.05	0.65	1.03	0.31
Körperbewertung	-0.05	0.95	-0.11	0.85	0.09	0.76

Unterschiede bei der Verlaufsmessung nach 3 Monaten zwischen den Gruppen mit Therapieerfolg und Misserfolg nach 12 Monaten

Die genauere Analyse der Zwischenmessung, d.h. die Erfassung der Metafaktoren nach 3 Monaten zeigen erneut, dass Patienten mit Misserfolg bzgl. Gewichtsreduktion nach 3 Monaten unverändert mehr emotionale Vulnerabilität aufweisen als die Patienten, die später bei der Jahreskontrolle Gewicht verloren haben (Erfolgsgruppe). In Tabelle 98 sind die Resultate dargestellt.

Tab. 98 Mittelwerte, Standardabweichungen und einfaktorielle Varianzanalyse (ANOVA) für alle Metafaktoren des Essverhaltensmodell nach 3 Monaten im Vergleich der beiden Gruppen mit Erfolg und Misserfolg (Erfolgsmessung nach 12 Monaten)

	ERFOLG		MISSERFOLG		ANOVA	
	M	SD	M	SD	F (1, 105)	p
emotionale Vulnerabilität	-0.12	0.69	0.13	0.62	4.03	**0.05**
essstörungs- spezifische Vulnerabilität	-0.09	0.71	0.13	0.69	2.78	0.10
kognitive Kontrolle des Essverhaltens	0.00	0.67	-0.02	0.78	0.01	0.93
Ressourcenpotential	0.02	0.78	-0.12	0.71	0.90	0.35
Vermeidung	-0.09	0.91	0.02	0.89	0.35	0.56
positive Emotions- regulation	0.02	0.76	-0.06	0.69	0.27	0.60
Körperbewertung	-0.15	0.79	0.11	0.64	3.07	0.08

Unterschiede bei der Verlaufsmessung nach 12 Monaten zwischen den Gruppen mit Therapieerfolg und Misserfolg zu diesem Zeitpunkt

Die Auswertung der Daten zum Zeitpunkt der Jahreskontrolle zeigt, dass im Vergleich der beiden Gruppen ERFOLG (erfolgreiche Gewichtsreduktion) und MISSERFOLG (ausbleibende Gewichtsreduktion) ein Unterschied bezüglich essstörungsspezifischer Vulnerabilität besteht. Die Gruppe mit Misserfolg verzeichnen hier mehr essstörungsspezifische Vulnerabilität als die Erfolgreichen. In allen anderen Metafaktoren unterscheiden sich die beiden Gruppen nicht (siehe Tabelle 99).

Tab. 99 Mittelwerte, Standardabweichungen und einfaktorielle Varianzanalyse (ANOVA) für alle Metafaktoren des Essverhaltensmodell nach 12 Monaten im Vergleich der beiden Gruppen mit Erfolg und Misserfolg (Erfolgsmessung nach 12 Monaten)

	ERFOLG		MISSERFOLG		ANOVA	
	M	SD	M	SD	$F_{(1, 52)}$	p
emotionale Vulnerabilität	-0.12	0.75	0.14	0.71	1.62	0.21
essstörungs- spezifische Vulnerabilität	-0.16	0.72	0.24	0.64	4.27	**0.04**
kognitive Kontrolle des Essverhaltens	-0.12	0.61	0.07	0.80	0.96	0.33
Ressourcenpotential	0.11	0.84	-0.17	0.72	1.63	0.21
Vermeidung	0.02	0.97	-0.04	0.80	0.05	0.82
positive Emotions- regulation	0.09	0.62	-0.19	0.69	2.47	0.12
Körperbewertung	-0.08	0.90	0.18	0.79	1.19	0.28

9 Diskussion

Das Ziel der beiden Untersuchungen war, das neu entwickelte Modell zum Essverhalten anhand einer Population von Patienten mit Essverhaltensstörungen zu überprüfen. Dabei sollte einerseits erfasst werden, in welcher Form die theoretischen Konstrukte, die im Modell als Faktoren oder Rückkoppelungsprozesse bezeichnet wurden, tatsächlich empirisch repräsentiert sind und andererseits in welchem Ausmass die verschiedenen Faktoren zusammenhängen und in welcher Form sich die Zusammenhänge in den verschiedener Gewichtsgruppen unterscheiden. Zudem zielte die Untersuchung darauf ab gerade die Verbindung von psychologischen und psychophysiologischen Einflussfaktoren, welche bekannterweise beide am Essverhalten beteiligt sind, speziell zu überprüfen und zu klären zu welchen Faktoren ein enger Zusammenhang besteht.

Ziel war es in einem zweiten Teil, die Veränderungen der Modellfaktoren während einer therapeutischen Intervention zu erfassen. Dabei galt es einerseits zu klären, in welcher Form sich diese nach Ausmass der Gewichtsgruppe differenzieren lassen und andererseits in welcher Kombination die Einflussfaktoren prädiktiven Wert für eine Gewichtsveränderung erreichen könnten.

Im Folgenden sollen die im letzten Kapitel vorgestellten Resultate zusammen mit bisherigen Forschungsergebnissen diskutiert werden. Die vor der Durchführung der Untersuchung aufgestellten Hypothesen dienen dabei als Leitlinie für die folgenden Seiten.

9.1 Faktoren des Essverhaltensmodells

> **Hypothese 1:** Das Modell zum Essverhalten beinhaltet die messbaren Faktoren und Rückkoppelungsmechanismen zur Erklärung der Entstehung von Essverhaltensstörungen. Es sind dies das Zusammenwirken von emotionaler Vulnerabilität und Ressourcenpotential sowie essstörungsspezifischer und psychophysiologischer Vulnerabilität und den Rückkoppelungs- mechanismen kognitive Kontrolle/ Zügelung des Essens und Verstärkung des Essmusters.

Aufgrund der statistischen Resultate konnten die im Modell beschriebenen psychologischen Faktoren faktoranalytisch bestätigt werden. Es zeigten sich jedoch entgegen der Annahme von drei psychologischen Einflussgrössen weitere zwei Faktoren, welche innerhalb des Organismus das Essverhalten determinieren sollen. Die beiden Faktoren entstanden aufgrund der Tatsache, dass die Skalen, wie sie in der Operationalisierung der Faktoren bestimmt wurden, faktoranalytisch nicht vollständig in dieser Weise zugeordnet werden konnten. Die beiden letztgenannten Faktoren widerspiegeln einerseits die negative Ausprägung von Copingstrategien (Vermeidung), die im theoretischen Modell dem Einflussfaktor „emotionale Vulnerabilität" zugeordnet worden war, und andererseits die positive oder adaptive Emotionsregulationsfähigkeit (erfolgreiche Emotionsregulation), die unter der Einflussgrösse Ressourcenpotential theoretisch operationalisiert worden war. Aufgrund der theoretisch engen Verbindung der beiden Faktoren Vermeidung und erfolgreiche Emotionsregulation mit Copingmechanismen und damit dem Begriff Ressourcenpotential, wurden die Resultate im letzten Kapitel meist zusammen dargestellt.

In der Faktorenanalyse der psychologischen Parameter konnte zudem ein Faktor für den Rückkoppelungsprozess (korrigierendes Feedback) als kognitive Kontrolle im Essverhalten bestätigt werden. Nicht statistisch eruieren liess sich hingegen der Aspekt der Verhaltensverstärkung (Feedback 1). Die darunter operationalisierten Variablen luden ausgeprägt stark auf dem Faktor „essstörungspezifische Vulnerabilität". Ebenfalls konnte der Faktor im Modell als „Reaktion Essverhalten" bezeichnet, nicht bestätigt werden, noch zeigte sich das unter kurzfristiger Konsequenz erfasste Wohlgefühl mit den statistisch untersuchten Parametern. Beide scheinen konkretere Messungen, wie beispielsweise esspezifische Situationen, zu erfordern.

Hingegen fand der Faktor der Körperbewertung (im Sinne vermehrte Ablehnung), welcher unter der langfristigen Konsequenz im Modell beschrieben worden war, seine Bestätigung. Insgesamt lassen sich aus psychologischer Sicht die relevanten Einflussgrössen mit der nötigen Ergänzung um weitere zwei Faktoren (Vermeidung und erfolgreiche Emotionsregulation) als bestätigt sehen. Statistisch hat sich zudem gezeigt, dass eine Differenzierung von essstörungsspezifischer Vulnerabilität und kognitiver Kontrolle wie sie bereits im theoretischen Modell im Gegensatz zu anderen Essverhaltensmodellen beschrieben wurde, sinnvoll ist.

Ein weiterer Punkt, in welchem sich das überprüfte Essverhaltensmodell von den bisherigen Modellen unterscheidet, ist die Berücksichtigung von psychophysiologischen Einflussgrössen auf das Essverhalten. Im theoretischen Modell wurden sie grob unter dem Faktor der psychophysiologischen Vulnerabilität zusammengefasst. Aus der statistischen Überprüfung resultierten jedoch zwei Aspekte der psychophysiologischen Vulnerabilität.

Das Essverhalten

Beschreibbar sind diese unter den Begriffen der autonomen Dysbalance und der essspezifisch-psychophysiologischen Vulnerabilität. Zudem konnte ein weiterer Faktor, welcher im Modell unter dem Aspekt der langfristigen Konsequenz im Sinne einer Gewichtsveränderung beschrieben worden war, als solcher bestätigt werden.

Als Ergänzung wurde spezifisch für den Teil der Therapieempfehlungen eine erweiterte Faktorenanalyse durchgeführt. Diese Erweiterung beinhaltete bekannte Einflussgrössen für die Gewichtsreduktion. Als Resultat zeigte sich ein Faktor, der alle relevanten Komponenten des erhöhten Risikopotentials vereinte. In der Medizin ist dieser Faktor allgemein unter dem metabolischen Syndrom X bekannt. Aufgrund der Relevanz in der Festlegung der therapeutischen Massnahmen bei adipösen Patienten wird unter den Therapieempfehlung kurz darauf eingegangen.

Das adaptierte Modell zum Essverhalten ist in der folgenden Abbildung dargestellt (Abb. 15)

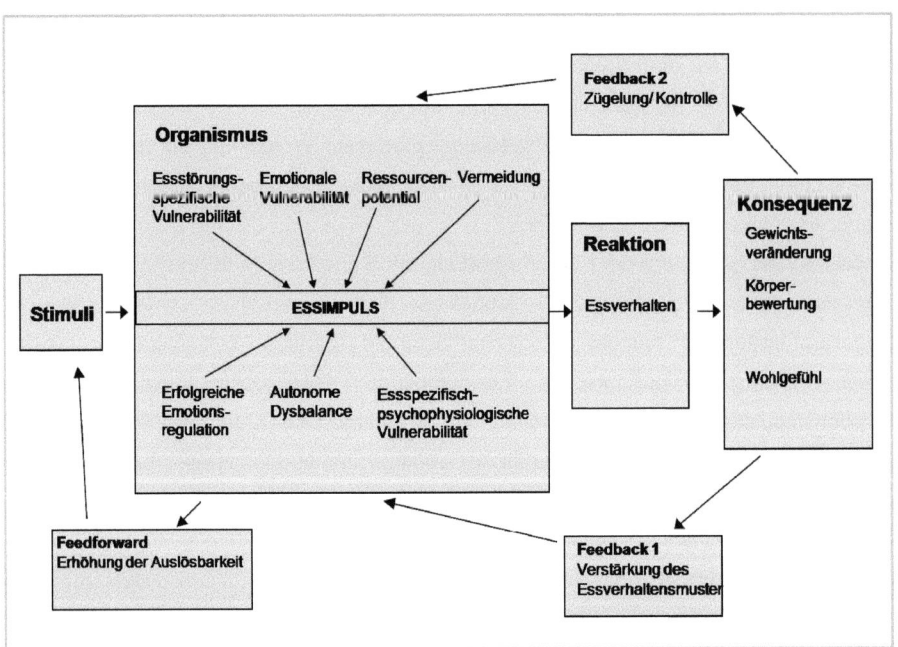

Abb. 15 adaptiertes Modell zum Essverhalten

9.2 Beschreibung der Einflussgrössen auf das Essverhalten und deren Zusammenhänge

In diesem Abschnitt sollen die faktoranalytisch erfassten Faktoren mit den dazugehörigen Skalen und deren Zusammenhänge mit anderen Faktoren diskutiert werden. Dabei wird in einem ersten Teil auf die psychologischen Faktoren und erst in einem zweiten Teil auf die psychophysiologischen Faktoren eingegangen. Eingangs zu bemerken ist, dass die Suche nach korrelativen Verbindungen explorativ angelegt wurde, um möglichst der Komplexität des Modells gerecht zu werden. Die aufgrund der hohen Variablenzahl erreichten signifikanten Korrelationen müssen jedoch mit Vorsicht betrachtet werden und erfordern eine weitere Überprüfung.

9.2.1 Emotionale Vulnerabilität

Im theoretischen Teil wurde die emotionale Vulnerabilität als ein Zustand erhöhter psychischer Belastung und allgemeiner Tendenz negative Bewältigungsstrategien im Umgang mit belastenden Situationen und im Umgang mit Emotionen zu zeigen, beschrieben. In der statistischen Analyse bestätigte sich die emotionale Vulnerabilität als ein Faktor, der einen allgemein schlechteren psychischen Zustand beschreibt. Besonders zeigte sich darin eine erhöhte Depressivität und Ängstlichkeit, welche beide das Essverhalten negativ beeinflussen können. Vergleichbar sind dazu die Resultate aus der Literatur der letzten Jahre. So fanden beispielsweise Stunkard et al. (1991) ein enger Zusammenhang von Gewichtsveränderung und Depressivität. Andere Forschungsgruppen zeigten eine deutliche Verbindung von Ess-/ Fressattacken (Binge Eating) und Depressivität (Fassino, et al., 2003a; Mazzeo, et al., 2006). Ähnliche Ergebnisse finden sich in diesem Zusammenhang zu Anorexie und Bulimie und negativem psychischem Zustand. Godart et al. (2004) fanden in ihrer Untersuchung im Zusammenhang mit sozialer „Unfähigkeit" als prädiktive Faktoren, nebst der Essverhaltensstörung vor allem die Ausprägung der Ängstlichkeit und Depressivität als relevant. In einer späteren Untersuchung erweiterte die Forschungsgruppe um Godart ihre Erkenntnisse und beschrieb die Angststörung als eine, nebst den Zwangsstörungen, häufige Komorbidität in allen Essverhaltensstörungen (Godart et al., 2005). Angststörung wurde in anderen Arbeiten zu gestörtem Essverhalten spezifischer untersucht, dabei zeigte sich besonders ein Zusammenhang von Essverhaltensmustern und der sozialen Angst (Hinrichsen, et al.,

2005; Hinrichsen, et al., 2003). In diesem Zusammenhang lässt sich die faktoranalytisch erfasste Dimension der „Minderwertigkeits- und Überforderungsgefühle" möglicherweise erklären, die mit der sozialen Ängstlichkeit generell verbunden sind. In einer weiteren Studie untersuchten Sassaroli et al. (2005) den damit verbundenen mentalen Prozess des „Sich Sorgens" (worry) bei Patienten mit Essverhaltensstörungen und fanden einen signifikanten Zusammenhang zwischen der Prädominanz von negativen, intrusiven Gedanken über Zukunftsgefahren und der Ausprägung von Essverhaltens-störungen. Die mit Ängstlichkeit oft diskutierte Persönlichkeitsstruktur „Neurotizismus" bildet eine weitere Dimension der emotionalen Vulnerabilität. Persönlichkeitsfaktoren wurden generell im Zusammenhang mit Essstörungen mehrfach untersucht. Dabei zeigte sich bei den beiden Essverhaltensstörungen Anorexie und Bulimie Neurotizismus und negative Emotionalität unter anderem als Persönlichkeitsausprägungen bestätigt (Cassin & von Ranson, 2005). Podar et al. (1999) behaupteten aufgrund ihrer Resultate sogar, dass der Persönlichkeitsfaktor Neurotizismus selbst mehr Einfluss auf das Essverhalten habe als der aktuelle emotionale Zustand, was aufgrund des deutlichen Einflusses des Messzeitpunktes wahrscheinlich nicht definitiv haltbar ist. Neurotizimus zeigte sich zusammen mit Introversion, jedoch in einer kürzlich publizierten Studie anhand von einer nicht-klinischen Population, als zentraler Risikofaktor für die Entwicklung einer Essverhaltensstörung (Miller, et al., 2006). Ebenfalls Bestätigung in der Literatur findet der Aspekt des Ärgerpotentials, welcher in der Faktorenanalyse deutlich der emotionalen Vulnerabilität zugeordnet werden konnte. Dabei erwies sich in diesem Fall die Skala des nach innen gerichteten Ärgers oder Ärger-unterdrückung als relevant, was Waller et al. (2003) in einer Untersuchung mit Essgestörten bereits gezeigt hatten. Sie fanden eine signifikant höhere Ärgerbereitschaft und höhere Ärgersuppression bei essgestörten Patienten als bei Normalpersonen. Eine Forschungsgruppe aus Turin (Fassino, et al., 2001) hat die Ärgerbereitschaft bei Patienten mit Essverhaltensstörungen näher untersucht. Dabei fanden sie höhere Ärgerpotentiale bei Patienten mit vermehrten Essattacken (Fassino, et al., 2001 ; Fassino, et al., 2003b). Allgemeine Untersuchungen zu emotionalem Einfluss auf das Essverhalten zeigen, dass ein erhöhtes Stresspotential bei Gesunden bereits zu Veränderungen der Essmenge (Macht, et al., 2005) oder vermehrtem Konsum von spezifisch hochkalorischen Nahrungsmitteln (Oliver, et al., 2000), jedoch besonders bei Personen mit gezügeltem Essverhalten im Verzehr von grösseren, unkontrollierten Mengen resultieren kann (Polivy & Herman, 1999). Bereits subliminal präsentierte Stimuli mit bedrohlichem Charakter führten, aufgrund ihrer tendenziellen Stimmungsveränderung bei Patienten mit Essverhaltensstörungen zu vermehrtem Appetit und vermehrter Nahrungsaufnahme (Meyer & Waller, 1999). Der Aspekt der maladaptiven Bewältigung von Emotionen, welche ebenfalls im theoretischen Modell der emotionalen Vulnerabilität zugeschrieben worden war, bestätigte sich statistisch. Dabei zeigte sich nebst den maladaptiven Emotionsregulationsmechanismen die spezifische Angst vor den eigenen Gefühlen und das emotionsorientierte Coping als relevante Dimensionen. In der Literatur scheint sich der Begriff der Emotionsregulation im Zusammenhang mit Essverhaltensstörungen bisher wenig integriert zu haben. Die wenigen Publikationen zeigen vor allem den Aspekt des Essens als Copingstrategie und den dazugehörigen Mechanismen. Sie sollen deshalb an einer späteren Stelle diskutiert werden. In der Untersuchung der Zusammenhänge zwischen dem Faktor emotionaler Vulnerabilität und anderen Faktoren zeigte sich vor allem eine Verbindung zur Körperbewertung, welche im Modell als Konsequenzfaktor integriert ist. Auffällig ist die geringe, jedoch signifikante Verbindung zu allen anderen Einflussgrössen im Modell, ausser dem Aspekt der Vermeidung. Die emotionale Vulnerabilität scheint negativ mit dem Ressourcenpotential und dem damit verbundenen Faktor des erfolgreichen Copings zu stehen, und positiv mit der essstörungsspezifischen Vulnerabilität und der essstörungsspezifischen Gegen-massnahme, der kognitiven Kontrolle des Essverhaltens verbunden zu sein. Das Ausmass an Essattacken scheint jedoch in engem Zusammenhang mit der psychologischen Stresssituation zu stehen (Didie & Fitzgibbon, 2005). In der Überprüfung der Zusammenhänge der Skalen emotionaler Vulnerabilität und der Copingstrategien, die im Zusammenhang mit Stress im Zentrum stehen, zeigten Patienten mit palliativen Copingstrategien deutlich geringere maladaptive Emotionsregulationen und wiesen geringere Neurotizimus-Werte auf.

9.2.2 Essstörungsspezifische Vulnerabilität

Die essstörungspezifische Vulnerabilität wurde im theoretischen Teil als Aspekt der erhöhten Störbarkeit im Essverhalten und erhöhter Auslösbarkeit des Essbedürfnisses beschrieben. In der statistischen Untersuchung bestätigt sich die Kombination der Störbarkeit und der Auslösbarkeit zusammen mit weiteren Dimensionen zur erhöhten Vulnerabilität im Bezug auf das Essverhalten. So weisen spezifische Esszustände wie sozial-situative Auslöser, Essen zwischen den Mahlzeiten, in der Nacht und unter erlebten Hungergefühlen relevante Faktorladungen auf. Weiter zeigen sich die Essmenge im Sinne eines Ess-/ Fressanfalls und die Copingstrategie Essen als Mittel gegen (emotionale) Belastung zu nutzen als weitere der essstörungsspezifischen Vulnerabilität zugehörige Aspekte.

Die erhöhte Vulnerabilität bei Patienten mit Essverhaltensstörungen wurde einerseits im Zusammenhang mit der erhöhten Auslösbarkeit oder Ansprechbarkeit auf externe Stimuli untersucht. Dabei konnte in Untersuchungen zu kognitiven Funktionen bei Patienten mit Anorexie und Bulimie eine spezifische Verlangsamung in der Reaktionszeit unter essspezifischen und emotionalen Interferenzbedingungen gefunden werden (Rofey, et al., 2004; Stormark & Torkildsen, 2004). Johansson et al. (2004) fanden bei gesunden Probanden mit erhöhter Ansprechbarkeit auf externe Essstimuli eine Aufmerksamkeitslenkung auf neutrale oder zumindest nicht-essspezifische Stimuli. In einer Untersuchung mit einer längeren Esspause von bis zu 24h zeigte sich eine erhöhte Startle reflex-Reaktion und erhöhte Herzrate bei Gesunden, wenn ihnen essspezifische Bilder gezeigt wurden (Drobes, et al., 2001). Dabei fanden Drobes et al. in einem zweiten Experiment ausgeprägtere Reaktionsmuster bei Probanden mit der Tendenz zu Binge Eating als bei solchen mit restriktivem, kontrolliertem Essverhalten. Physiologisch zeigt sich bei Patienten mit Bulimie im Vergleich zu Gesunden bereits antizipatorisch ein Unterschied. So bildet sich allein bei der visuellen Exposition im Labor bei Bulimikerinnen signifikant mehr Speichel und eine geringere sympathische Aktivierung (Legenbauer, et al., 2004). Die Zusammenhänge von psychophysiologischen und psychologischen Einflussgrössen werden weiter hinten näher diskutiert. Im Zusammenhang mit der Ansprechbarkeit auf externe Stimuli steht die generelle Impulsivität von Patienten mit Essverhaltensstörungen. In einer Untersuchung mit übergewichtigen Kindern zeigten generell impulsivere Kinder mehr Binge Eating (Nederkoorn, et al., 2005). Butler und Montgomery (2005) fanden in einem Verhaltensexperiment eine höhere Impulsivität bei Anorektikerinnen als diese subjektiv von den Betroffenen geschätzt wurde. Die Rolle der Impulsivität ist damit noch nicht abschliessend geklärt. Eine weitere Überprüfung im Zusammenhang mit dem Essverhalten erscheint hier notwendig.

Generell wurde im theoretischen Teil für die Entstehung einer essstörungsspezifischen Vulnerabilität die Theorie von Hilde Bruch beigezogen. In ihrem Ansatz vertrat Bruch (1961) die Ansicht, dass sich in früher Kindheit eine undifferenzierte Verbindung von Erregungszustand und Essverhalten entwickelt hatte. Jeder negative Zustand, der eine Erregung auslöst, würde demzufolge zur Auslösung des Essbedürfnisses führen. Diese erlernte Strategie wurde von Puhl und Schwartz untersucht (Puhl & Schwartz, 2003). In einer Population von Erwachsenen fanden sie einen signifikanten Zusammenhang von Essensregeln aus der Kindheit und dem Binge Eating Verhalten sowie zum restriktiven Verhaltenstyp des gezügelten Essens. Im Zusammenhang mit den erlernten Strategien scheinen auch störungsspezifische Kognitionen und die damit verbundene „Core Beliefs" zu stehen. Untersuchungen zeigten, dass beide Aspekte die Entwicklung einer Essverhaltensstörung teilweise erklären können (Hughes, et al., 2005). Dingemans et al. (2005) untersuchten diese maladaptiven Denkmuster (Core beliefs), die sich als Resultat einer dysfunktionalen Interaktion in der frühen Kindheit etablieren, und fand bei essgestörten Patienten einen signifikanten Zusammenhang zwischen der Häufigkeit von Purging-Strategien wie Erbrechen, Laxantienmissbrauch etc. und den maladaptiven Denkmustern. In einer anderen Untersuchung zeigten Waller et al. (2000) für Binge Eating Verhalten einen signifikanten Zusammenhang zwischen der Ausprägung der Essattacken und des maladaptiven Denkmusters „emotionaler Inhibition". Die hier beschriebene korrelative Verbindung der emotionalen Vulnerabilität und essstörungsspezifischen Vulnerabilität bestätigt sich in der vorliegenden Untersuchung. Vorallem wurde der Zusammenhang von emotions-orientiertem Coping und der Strategie, Essen als Mittel gegen Belastung zu nutzen deutlich, was in einer Untersuchung von Geliebter und Aversa bestätigt worden ist (Geliebter & Aversa, 2003). Auffällig deutlich zeigte sich zudem die Verbindung von Ängstlichkeit und Neurotizismus mit Ess-/ Fressattacken. Ängstliche oder neurotische Patienten berichten über deutlich mehr Essattacken. Die Zusammenhänge zwischen essstörungsspezifischen Vulnerabilitätsdimensionen und dem Aspekt der positiven Ressourcen wie Gewissenhaftigkeit (aus dem Faktor Ressourcenpotential) und der Autokontrolle (aus dem Faktor der erfolgreichen Emotionsregulation) sind gering. Deutlicher zeigt dies der Zusammenhang zum Aspekt des vermeidungsorientierten Copings.

9.2.3 Vermeidung

Der Faktor Vermeidung beschreibt die drei maladaptiven Copingstrategien Vermeidung, Verzerrung und soziale Ablenkung. In der Untersuchung zeigte sich eine signifikante Verbindung von Vermeidung und der oben beschriebenen essstörungsspezifischen Vulnerabilität. Besonders die Strategie Essen als Mittel gegen (emotionale) Belastung zu nutzen, scheint mit der Vermeidung und noch deutlicher mit der Bewältigungsstrategie der sozialen Ablenkung in Verbindung zu stehen. Ähnliche Resultate fanden Horchner et al. (2002) in einer Untersuchung mit adipösen Patienten. Die Adipösen wiesen überwiegend passives und vermeidungsorientiertes Coping auf. Freeman und Gil (2004) konnten in einer Untersuchung mit Patienten mit Binge Eating ebenfalls eine deutliche Verbindung von generell maladaptiven Coping-strategien und der Tendenz Essen als Mittel gegen Stress zu benutzen, zeigen. Die Verbindung von spezifisch sozial-ablenkungsorientiertem und essorientiertem Coping wurde in der Literatur bisher nicht näher beschrieben. Bittinger und Smith (2003) untersuchten Effekte von Stresswahrnehmung und Copingstrategien bei Frauen mit gestörtem Essverhalten und kamen zum Schluss, dass nicht die Vermeidungsstrategie besonders ausgeprägt sei, sondern die Stress-Wahrnehmung durch das Voreingenommensein (preoccupation) für essstörungs-spezifische Gedanken deutlich verstärkt würde und aufgrund der kombinierten Belastungssituation durch essbezogene und figurbezogene sowie zusätzlich allgemeine Belastungsgedanken eine Unfähigkeit aufgabenorientierte Bewältigungsmechanismen zu nutzen, resultiere. Diese von Bittinger und Smith erfasste Stresswahrnehmung wurde in der präsentierten Untersuchung nicht in dieser Form erfasst. Ein abschliessendes Urteil kann diesbezüglich aus den vorliegenden Daten nicht gefällt werden. Eine Untersuchung zur Intrusivität von essstörungs-spezifischen Gedanken, die hier beschrieben wurde, zeigte die Relevanz des lähmenden Mechanismus und die dadurch erschwerte therapeutische Modifikation von dysfunktionalen Essverhaltensmustern auf (Palfai, 2002). Sinnvollerweise sollte die Wahrnehmung demzufolge in einem nächsten Schritt genauer untersucht werden. Weitere Zusammenhänge in der vorliegenden Datenanalyse mit den bestehenden Messverfahren zeigten negative Korrelationen von Vermeidungsstrategien und erfolgreicher Emotionsregulation sowie dem Ressourcenpotential. Positiv scheint hingegen eine Verbindung zur Konsequenz negativer Körperbewertung zu bestehen.

9.2.4 Ressourcenpotential

Das Ressourcenpotential wurde im theoretischen Teil als protektiver Faktor beschrieben und hat sich unter anderem aufgrund der negativen Korrelation mit der essstörungsspezifischen Vulnerabilität als solcher auch bestätigt. Einzig erwies sich eine Differenzierung von einem allgemeinen Ressourcenpotential und der spezifischeren Copingform erfolgreicher Emotionsregulation als notwendig. Hohe Faktorladungen erreichten die aufgabenorientierten und palliativen Copingstrategien sowie die Kontrolle der Emotion Ärger und die Persönlichkeitsstruktur Gewissenhaftigkeit. Studien zu aufgaben- oder problemorientiertem Coping und Essverhaltensstörungen zeigen, dass Betroffene problemorientierte Copingstrategien generell seltener nutzen (Etringer, et al., 1989; Yager, et al., 1995), sich jedoch nach erfolgreichem Therapieabschluss nicht mehr von den Gesunden darin unterscheiden lassen (Yager, et al., 1995). Die Veränderung der Copingstrategien im Therapieverlauf wird unter dem Aspekt der erfolgreichen Gewichtsreduktion weiter hinten diskutiert.

9.2.5 Erfolgreiche Emotionsregulation

Die positive Korrelation von erfolgreicher Emotionsregulation und dem oben beschriebenen Ressourcenpotential weist auf die Verbindung der beiden Konstrukte hin. Emotionsregulation scheint jedoch spezifischer die Selbstregulation und deren Mechanismen zu erfassen. So laden einerseits allgemeine Persönlichkeitsstrukturen wie Extraversion und Offenheit für neue Erfahrungen auf diesem Faktor, wobei letztere Dimension von den Autoren des Messinstrumentes selbst als umstrittener Persönlichkeitsfaktor diskutiert wird. Andererseits sind es spezielle Parameter wie Autokontrolle und Emotionsausdruck, die hier auch für den Faktornamen ausschlaggebend sind und eine Selbstregulationsform darstellen. Erfolgreiche Emotionsregulation kann dabei verschiedenes bedeuten. Die Autokontrolle, quasi die automatische Regulation von Emotionen, läuft tendenziell eher vorbewusst, der Emotionsausdruck hingegen als nicht-automatische Selbstregulationsform bewusst oder zumindest bewusster ab und benötigt demzufolge Aufmerksamkeitsressourcen. Die Selbstregulation grundsätzlich beinhaltet gemäss Laux und Weber (1993) zwei Aspekte, das Selbstkonzept und den Selbstwert, und scheint aufgrund der Reduktion einer Selbstwertbedrohung im Zusammenhang mit der Emotionsregulation zentral zu sein. Untersuchungen mit Patienten mit Essstörungen bestätigen diesen Zusammenhang von Selbstwert und Selbstregulation. Schupak-Neuberg und

Nemeroff (1993) untersuchten bespielsweise das Selbstkonzept bei Bulimikerinnen und fanden verminderte Selbstwahrnehmungen. Sie schlossen daraus, dass bulimische Patienten ihren physischen Körper zur Selbstdefinition und Selbstregulation benutzen müssen, um zu einer Wahrnehmung des Selbst zu gelangen. Ein ähnlicher Mangel an Selbstgefühl zeigte sich bei Patienten mit Binge Eating (Schupak-Neuberg & Nemeroff, 1993). Ackard et al. (2002) hingegen untersuchten die Häufigkeit von Diäten halten bei jungen Frauen und fanden einen inversen Zusammenhang von Selbstbild und Emotionsregulation mit der Diäthäufigkeit. Eine Untersuchung von Berman (2006) zeigte zudem, dass eine geringe Überzeugung, das Essverhalten in negativem emotionalen Zustand kontrollieren zu können, eng mit einer vermehrten Beschäftigung mit Gewichtsproblemen und bulimischen Gedanken sowie bulimischem Verhalten einhergehen. Geringe Erfahrungen von erfolgreichen Emotionsregulationen scheinen damit die essstörungsspezifische Vulnerabilität, wie sie im Modell beschrieben wurde, zu triggern. Selbstwertgefühl und Selbstvertrauen wurden im Rahmen der Untersuchung nicht ausreichend erfasst, um die Rolle in der Regulation des Essverhaltens genauer festlegen zu können.

9.2.6 Kognitive Kontrolle

Die kognitive Kontrolle im Essverhalten konnte ebenfalls als eigenständiger Faktor bestätigt werden. Die kognitive Kontrolle beinhaltete einerseits die generelle Zügelung im Essverhalten und die kognitive Kontrolle aufgrund der Angst vor einer Gewichtszunahme, andererseits zeigten restriktive Massnahmen wie Erbrechen nach dem Essen und die Bewertung von äusseren Stimuli wie Esszwänge in diesem Zusammenhang besonders hohe Faktorladungen. Relevante Verbindungen liessen sich in den Daten zwischen der essstörungsspezifischen Vulnerabilität und der kognitiven Kontrolle des Essverhaltens nur auf Skalenebene zeigen. Dabei zeigten Patienten mit der Tendenz zu Übelkeit und Erbrechen eine allgemein vermehrte Störbarkeit im Essverhalten und eine ausgeprägtere Tendenz zu Ess-/ Fressattacken, letzterer Zusammenhang korrelierte mit 0.63. Patienten mit vermehrten Ess-/ Fressanfällen berichteten auch über eine vermehrte Angst vor einer Gewichtszunahme. Die Zusammenhänge von kognitiver Kontrolle und essstörungsspezifischer Vulnerabilität wurden in anderen Arbeiten eingehender untersucht. Lowe und Timko (2004) fanden beispielsweise in einer Untersuchung bei Patienten mit ausgeprägter kognitiver Kontrolle vermehrte Gewichtsschwankungen aufgrund des wiederholten Diätverhaltens, und erachteten daher das Diätverhalten als potentiellen Risikofaktor für eine Essverhaltensänderung. Dieses Risikopotential von Diätverhalten entspricht im vorliegenden Modell einer Erhöhung der essstörungsspezifischen Vulnerabilität. Die Diäthäufigkeit wurde jedoch nicht genauer erfasst.

Verschiedene Arbeiten sind zum Thema des gezügelten Essverhaltens und des Zusammenhangs zur erhöhten Ansprechbarkeit auf externe Stimuli publiziert worden. Goldfield und Legg (2005) fanden beispielsweise in einer Gruppe von normalgewichtigen Frauen mit geringer kognitiver Kontrolle eine vermehrte Ansprechbarkeit auf Snacks in emotional negativem Zustand, hingegen bei gezügelten Esserinnen zeigte sich kein Effekt. Im Gegensatz dazu assen gerade die Personen mit gezügeltem Essverhalten in einem Verhaltensexperiment unter Stress deutlich mehr hochkalorische Lebensmittel wie Kartoffelchips und ähnliches (Shapiro & Anderson, 2005). Gemäss der Untersuchung von Nederkoorn und Jansen reagieren zudem gezügelte Esser aufgrund der kognitiven Unterdrückung von Essgedanken auch physiologisch anders (Nederkoorn & Jansen, 2002). Patienten mit kognitiver Esskontrolle zeigten in ihrem Experiment weniger Speichelfluss und geringere Magendarm-Aktivität sowie einen geringeren Anstieg der Herzfrequenz während einer Nahrungsexposition als Patienten ohne hohe kognitive Kontrolle des Essverhaltens.

Die Berechnungen der Zusammenhänge von kognitiver Kontrolle und emotionaler Vulnerabilität in der vorliegenden Untersuchung zeigen positive Korrelationen von Ängstlichkeit und Neurotizismus mit dem Ausmass der Angst vor einer Gewichtszunahme und der Tendenz zu Gegenmassnahmen wie Erbrechen nach dem Essen. Eine erhöhte Angst vor einer Gewichtszunahme korrelierte zudem mit Minderwertigkeitsgefühlen und emotionsorientiertem Copingverhalten. Lattimore und Maxwell (2004) untersuchten in diesem Zusammenhang die Minderwertigkeitsgefühle und selbstwertbedrohlichen Momente. Sie fanden bei Patienten mit gezügeltem Essverhalten einen signifikant höheren Nahrungskonsum unter der selbstwertbedrohlichen Situation und unter einer kognitiv belastenden Bedingung (Erbringung einer hohen kognitiven Leistung) bereits Essverhaltensänderung bei den gezügelten Essern (Lattimore & Caswell, 2004). Die daraus sichtbar erhöhte Stressvulnerabilität wurde von Haynes et al. (2003) näher untersucht. Sie bestätigten den Zusammenhang von gezügeltem Essverhalten und einer höheren Stressvulnerabilität.

Bezüglich der Erfassung dieser Vulnerabilität erachteten Rutledge und Linden (1998) das physiologische Arousal bei Patienten mit ungezügeltem/ normalem Essverhalten für den Nahrungsmittelkonsum als sinnvoll. In ihrer Untersuchung war jedoch aufgrund der Resultate des autonomen Nervensytems bei gezügelten Essern keine Vorhersage für die

Nahrungsmenge machbar. Die Art oder das Ausmass der kognitiven Kontrolle scheint hier eine wichtige Rolle zu spielen. Aktuellere Untersuchungen befassen sich vermehrt mit der rigiden und flexiblen kognitiven Kontrolle des Essverhaltens. Erste Untersuchungen zeigen Zusammenhänge vom Ausmass der kognitiven Kontrolle (rigid vs. flexibel) und dem Body Mass Index (Timko & Perone, 2005). Dabei scheint besonders das rigide Verhaltensmuster mit einem erhöhten Risiko für eine Vulnerabilitätsveränderung einherzugehen. Die geringen Zusammenhänge zwischen der kognitiven Kontrolle der emotionsregulatorischen Autokontrolle in der vorliegenden Untersuchung lassen sich damit jedoch nicht erklären und bedürfen weitere Analysen.

9.2.7 Körperbewertung

Die Körperbewertung ist der letzte der sieben psychologischen Faktoren, die sich anhand der statistischen Überprüfung erfassen liessen. Die Körperbewertung beinhaltet nur zwei Skalen. Die Unzufriedenheit mit der Figur und die ablehnende Körperbewertung und wurde grundsätzlich in der Datenerhebung generell, aufgrund der problematischen Messbarkeit von Körperbild, Körperschema und Körperbewertung und dem deutlichen Mangel an validen Messinstrumenten, in der psychometrischen Erfassung der Sprechstunde eher vernachlässigt. Die beiden hochladenden Skalen der Körperbewertung und Figurunzufriedenheit erscheinen daher auch aus theoretischer Sicht als begrenzt aussagekräftig, da die Körperbewertung an und für sich deutlich mehr Aspekte beinhalten sollte.

Die Überprüfung der korrelativen Zusammenhänge anhand der vorliegenden Daten ergeben zwischen den errechneten Metafaktoren signifikant positive Zusammenhänge von der Körperbewertung und der emotionalen Vulnerabilität. Dabei korrelieren spezifisch die Ängstlichkeit, die Depressivität und der Neurotizismus sowie das emotionsorientierte Coping deutlich. Weiter zeigt sich eine signifikant positive Korrelation zur Vermeidung und eine signifikant negative zum Ressourcenpotential und der erfolgreichen Emotionsregulation. Die Verbindung von Körperbewertung und Vermeidung untersuchten unter anderem auch Reas et al. (2005) und fanden bei übergewichtigen Patienten eine allgemeine Häufung in der Tendenz, den eigenen Körper aufgrund spezifischer Körperzonen zu bewerten. Zudem zeigte sich in der Studie von Reas et al. bei Übergewichtigen eine allgemeine Vermeidungstendenz, sich mit dem Körper als Einheit zu befassen. Weitere Studien könnten zu diesem Zusammenhang angeführt werden. Allgemein zeigt sich, dass mittlerweile einige Forschungsgruppen die Auffassung vertreten, dass eine ablehnende Körperbewertung ein erhöhtes Risikopotential für die Entwicklung einer Essstörung darstellt (Fairburn, et al., 1998; Fairburn, et al., 1999; Ghaderi, 2003). Dieser Zusammenhang bestätigt den in dieser Untersuchung statistisch erfassten Zusammenhang von essstörungsspezifischer Vulnerabilität und der ablehnenden Körperbewertung. Eine erhöhte Störbarkeit und die Tendenz, Essen als Mittel gegen (emotionale) Belastung zu benutzen, stehen in einem positiven Zusammenhang; der Versuch der kognitiven Kontrolle hingegen in einem negativen Zusammenhang mit der Körperbewertung. Die inverse Korrelation von ablehnender Körperbewertung und der erfolgreichen Emotionsregulation (spezifisch der Autokontrolle) wurde in dieser Form in keiner publizierten Arbeit gezeigt. Aufgrund der eingeschränkten Aussagekraft des Faktors Körperbewertung erscheint eine ausgedehntere Untersuchung zum Zusammenhang von Körpererleben, Körperbewertung und Emotionsregulation für eine Klärung der Rolle im Essverhaltensmodell sinnvoll.

9.2.8 Leptin

Aufgrund der Problematik die somatischen Metafaktoren nicht über ein gemitteltes Verfahren generieren zu können, wurden jeweils einzelne Parameter der somatischen (psychophysiologischen und neuroendokrinen) Messungen mit den jeweiligen psychologischen Metafaktoren untersucht. Dabei ergaben sich signifikante Zusammenhänge der Einflussgrössen der faktoranalytisch berechneten esssspezifischpsychophysiologischen Vulnerabilität und Ressourcenpotential, sowie ersterer und der emotionalen Vulnerabilität.

Auffällig zeigte sich in diesem Zusammenhang die inverse Korrelation von Leptin und dem Ressourcenpotential von r=-0.50. Erklärungen zu dieser Verbindung zeigen sich in der bisherigen Leptin-Forschung.

Leptin galt während mehreren Jahren als zentrales Hormon, in der Energie-Homöostase. Heute ist seine allgemeine, unabhängige Rolle in der neuroendokrinen Stressantwort bekannt (Bornstein, 1997). Dabei inhibiert das sympathische Nervensystem grundsätzlich die Plasma-Leptinsekretion aus den Adipozyten. Leptin selbst stimuliert wiederum die sympathische Aktivierung, welche zu einer gegenseitigen Regulierung von autonomen Funktionen und Leptin führt (Tataranni, 1998). Studien zu Stress und Leptin bewiesen den physiologischen Effekt von Leptin in der Peripherie und im zentralen Nervensystem (Sandoval & Davis, 2003). Die Veränderung der Leptinsekretion unter Stress, führt zu einer Veränderung der metabolischen Stressantwort. Die Resultate aus der Forschung sind diesbezüglich jedoch inkonsistent (Sandoval & Davis, 2003). Die enge Verbindung von Leptin zum autonomen Nervensystem führt dazu, dass bei einer verminderten autonomen Regulationsfähigkeit im Sinne einer eingeschränkten Stressreaktivität, die Fähigkeit einer Leptinregulation unter Stress ebenfalls eingeschränkt sein kann (Sandoval & Davis, 2003). In den vorliegenden Untersuchungen zeigte sich ein negativer Zusammenhang zwischen Leptin und der autonomen Balance unter mentalem Stress, sowie ein positiver zwischen Leptin und der autonomen Balance in der Erholungsphase, jedoch erreichten beide aufgrund der hohen Varianz nicht das signifikante Niveau. Dies bestätigt den Zusammenhang von Leptin und dem autonomen Nervensystem. Interessanterweise konnte ein Zusammenhang zwischen Leptin und den in den Fragebögen erfassten Copingstrategien gefunden werden. Dabei korrelierte das emotionsorientierte Coping des Faktors emotionaler Vulnerabilität positiv mit den Leptinspiegeln, hingegen zeigte die aufgabenorientierte Copingstrategie eine inverse Verbindung. Demnach scheint die Verbindung von Leptin, Stress und Coping möglicherweise eine Komponente in der Adipositas-Problematik darzustellen, die weiter psychophysiologisch und psychometrisch untersucht werden müsste.

Die Hauptaufgabe von Leptin in der Regulation der Energie-Homöostase, erscheint im Zusammenhang mit der Überprüfung des Essverhaltensmodells von besonderem Interesse zu sein. Leptin wurde in verschiedenen Gruppen mit Essverhaltensstörungen bereits mehrfach untersucht. So fanden Köpp et al. (1998) beispielsweise verminderte Serum-Leptinspiegel bei Patienten mit Anorexia nervosa. Monteleone et al. (2000) hingegen konnten tiefere Plasmaleptinspiegel bei Bulimikerinnen als bei gesunden Frauen erfassen und fanden einen positiven Zusammenhang von Leptin und Body Mass Index. Die geringeren Leptinspiegel erklärten sich Frederich et al. (2002) in ihrem Artikel mit dem ausgeprägten Craving-Verhalten von Bulimikerinnen. Den starken Zusammenhang von Leptin und Body Mass Index, welcher in den beschriebenen Arbeiten vorgestellt worden war, wurde in der vorliegenden Arbeit bestätigt. Leptin korrelierte hochsignifikant mit $r=0.54$ mit dem Body Mass Index.

Weiter zeigte sich ein hochsignifikanter Zusammenhang von über $r=0.50$ zwischen Leptin und dem Essverhalten, spezifischer mit der Störbarkeit des Essverhaltens, den erlebten Hungergefühlen und der Wirkung des Essens. Diese Ergebnisse sind aufgrund der Relevanz von Leptin in der Nahrungsaufnahme durchaus erklärbar, wurden jedoch bisher in keiner Publikation in dieser Form gezeigt. Eine einzige Untersuchung befasste sich mit dem Zusammenhang von Essverhalten und Leptin. Dabei zeigte sich eine signifikante Korrelation zwischen dem Essverhalten der letzten 48 Stunden, welches über ein Esstagebuch grob erhoben wurde, und dem Leptinspiegel (Nakai, et al., 1999). Die Erfassung eines Essverhaltens mittels Esstagebuch weist jedoch gewisse Mängel auf und scheint limitiert in seiner Aussagekraft zu sein. Nakai untersuchten nebst Leptin auch Insulin und fanden eine signifikante Verbindung der beiden (Nakai, et al., 1999). Dieser Zusammenhang konnte in den hier vorliegenden Daten ebenfalls bestätigt werden.

9.2.9 Insulin und Glukose

Aufgrund der bekannten Verbindung von Insulin und Glukose, welche in der Überprüfung der Daten bestätigt wurde, werden die beiden somatischen Variablen gemeinsam diskutiert. Der Zusammenhang von Insulin und Leptin wurde bereits oben beschrieben. Die Untersuchung der Verbindungen von Insulin und Glukose mit den psychometrischen

Daten zeigte einzig mit der Dimension Neurotizismus, einen Aspekt der emotionalen Vulnerabilität, eine signifikant positive Korrelation für Insulin. Weiter konnte ein signifikanter Zusammenhang von Glukose und dem Gefühl äusserer Esszwänge gefunden werden. Aufgrund des explorativen Vorgehens und den fehlenden vergleichbaren Untersuchungen aus der Literatur, sollten diese Verbindungen vorsichtig betrachtet werden. Bisherige Publikationen zur Rolle von Insulin und psychologischen Einflussgrössen haben sich entweder im Zusammenhang mit der Entstehung von Diabetes mellitus oder mit der Verbindung von Insulin-Rezeptoren und kognitiven Funktionen wie Lernen und Gedächtnis befasst. Letzteres wird besonders im Zusammenhang mit der Alzheimer Erkrankung diskutiert (Zhao, et al., 1999; Zhao & Alkon, 2001). Die Datenerfassung für die Modellüberprüfung beinhaltete jedoch keine kognitiven Leistungstests im Sinne einer neuropsychologischen Untersuchung.

In der Überprüfung der Zusammenhänge von Insulin und den Gewichtsveränderungen zeigte sich eine signifikante Korrelation zwischen Insulin und dem Bauchumfang sowie dem Body Mass Index. Dieser Zusammenhang steht in einer engen Verbindung zu einem Cluster von kardiovaskulären Risikofaktoren, die auch als metabolisches Syndrom X bekannt sind. Der Begriff wird häufig verwendet, oft wird jedoch unterschiedliches darunter verstanden. Gemeinsam bleibt die Wichtigkeit, die Konstellation eines erhöhten Risikopotentials für die Therapiefestlegung zu erkennen und die darin enthaltenen Risikofaktoren mittels bestimmter Interventionen zu senken. In einer Übersichtsarbeit diskutieren Kahn et al. (2005) die bisherigen Erkenntnisse ausführlicher und zeigen die Schwierigkeit der klaren Definition auf. Dabei lassen sich vier relevante Faktoren erfassen. Es sind dies die Insulinresistenz, das Übergewicht, die Lipide und der Blutdruck (Kahn, et al., 2005). In der vorliegenden Untersuchung wurden drei der Faktoren untersucht. Einzig die Messung der Lipide wurde nicht berücksichtigt. Die erweiterte Faktorenanalyse bestätigte einen Risikopotential-Faktor innerhalb der Messdaten. Eine weitere Analyse der somatischen Daten zur Klärung des veränderten Risikopotentials während der Therapie konnte aufgrund der geringen Anzahl an kompletten Datensätzen zum aktuellen Zeitpunkt nicht durchgeführt werden, erscheint jedoch aus medizinischer Sicht als zentral in der Erfassung und Bewertung der Therapieergebnisse.

9.2.10 Autonomes Nervensystem

Die zentrale Rolle des autonome Nervensystems in der Regulation des Energiehaushaltes wurde im theoretischen Teil beschrieben. Die Ergebnisse der vorliegenden Untersuchung von adipösen Patienten bestätigen das Bestehen einer autonomen Dysregulation, wie es von Laederach et al. (2000) beschrieben worden war. Deutlich werden jedoch die hohe Varianz innerhalb der Adipositas-Population und die auffällige Häufung von Komorbiditäten, die an einer autonomen Dysregulation beteiligt sind. Die statistische Analyse der Zusammenhänge zwischen den errechneten psychologischen Metafaktoren des Essverhaltensmodells ergaben keine signifikanten Korrelationen zu den parasympathischen Aktivitäten oder der autonomen Balance der jeweiligen Stressphasen, jedoch zeigte sich ein Zusammenhang zur Erholbarkeit. Patienten mit höherer emotionaler Vulnerabilität hatten eine stärkere parasympathische Gegenregulation im Sinne einer besseren Erholbarkeit nach mentalem Stress und eine schlechtere Erholbarkeit nach physikalischem Stress. Diese schlechtere Erholbarkeit nach physikalischem Stress könnte mit dem deutlichen, körperlichen Trainingsdefizit dieser Personen erklärt werden. Die Verbindung einer erhöhten emotionalen Vulnerabilität und der autonomen Regulation im Sinne der theoretisch erfassten Zusammenhänge erscheint verständlich, jedoch ist eine Erklärung für eine parasympathisch positive Gegenregulation in einem vulnerableren Zustand nicht ersichtlich. Die Zusammenhänge scheinen hier komplexer zu sein. Korrelationsergebnisse von autonomer Balance/ oder Dysbalance und Leptin weisen auf eine Verbindung der beiden physiologischen Parameter hin. Aufgrund der hohen Varianz konnte zwar kein signifikantes Ergebnis erzielt werden, jedoch zeigt sich eine negative Korrelation von Leptin und der autonomen Balance unter mentalem Stress. Bestätigt findet sich diese korrelative Tendenz in den Überprüfungen von Leptin und Insulin und der autonomen Reaktionsweise auf mentalen Stress. Im Vergleich dazu beschreiben auch Tuschen-Caffier & Vogele (1999) das Fehlen von signifikanten Ergebnisse in ihrer Untersuchung mit Bulimikerinnen, gezügelten Essern und Normalpersonen. Noch konnte die Gruppe um Calloway (1983) zwischen Anorektikerinnen und Normalpersonen signifikante Unter-schiede in der autonomen Regulation finden. Die entgegen der Erwartungen hier gering ausgefallenen Zusammenhänge von psychologisch messbaren und sympathisch-parasympathischen Parametern entsprechen einigen Resultaten aus der Literatur, könnten aber die weitaus komplexere Verbindung der autonomen Mechanismen mit neuroendokrinen und emotionalen Funktionen aufzeigen, die möglicherweise eine spezifischere Erfassung der autonomen Regulation vor, während und nach unterschiedlichen Mahlzeiten erfordert, um Zusammenhänge zwischen der kognitiven Bewertung des eigenen Essverhaltens und dem autonomen Nervensystem zeigen zu können.

9.2.11 Verbindung der psychophysiologischen, neuroendokrinen und psychologischen Faktoren

Die vorliegenden Ergebnisse lassen alle vermuten, dass auf hirnphysiologischer Ebene eine engere Verbindung der gemessenen Variablen zu bestehen scheint, welche insgesamt das Essverhalten beeinflussen. Welche Hirnareale in welcher Form daran beteiligt sind, wurde in den letzten Jahren eingehender untersucht. So überprüfte Elmquist (2001) beispielsweise über die Stimulation des sympathischen Nervensystems die hypothalamische Verbindung und fand eine Aktivierung durch Leptin im retrochiasmatischen Areal und dem lateralen Nucleus Arcuatus, welcher die sympathischen präganglionären Neuronen im thorakalen Spinalkanal wiederum innervieren und das Reward-System CART (cocaine-amphetamin-related transcript) beinhalten. Daraus folgert Elmquist, dass Leptin direkt die POMC/ CART Neuronen aktiviert, welche Projektionen zum lateralen Hypothalamus, zum paraventrikulären hypothalamischen Nukleus und zu den spinalen sympathischen Präganglien besitzen (Elmquist, 2001).

Allgemein ist bekannt, dass kongenitale Leptin-Defizite mit einer beeinträchtigten Regulation der Hypothalamischen Hypophysen-Nebennieren-Achse (kurz HPA) bei Tieren und Menschen einhergehen (Blüher & Mantzoros, 2004). Bei Patienten mit Essverhaltensstörung und der Diagnose einer Anorexie zeigte sich eine Verbindung zur Dysfunktion dieser Achse (Blüher & Mantzoros, 2004). Dabei gilt die Hypothalamus-Hypophysen-Nebennieren-Achse als die Verbindung von physiologischer Reaktion auf Stress, spezifischer auch auf psychosozialen Stress (Levine & Coe, 1999). Genauere Untersuchungen zeigten in diesem Zusammenhang, dass Leptin und Leptinrezeptoren auch ausserhalb des Hypothalamus in verschiedenen Hirnregionen wie Hirnstamm, Cerebellum und Hippocampus vorhanden sind. Zunehmend besteht Evidenz für eine weitere Funktion des Hormons Leptin, die über die Effekte in der Energie-Homöostase hinausgeht. Harvey et al. (2005) beschreiben in ihrer Übersichtsarbeit die bisherigen Resultate aus Tierexperimenten, die gezeigt haben, dass Leptin eindeutig die hippokampale synaptische Plastizität beeinflusst und demzufolge möglicherweise eine weitaus grössere Funktion in unserem Verhalten haben könnte.

Bildgebende Verfahren bieten sich in der Klärung der Strukturbeteiligungen an. Die Gruppe um DelParigi (2002) untersuchten adipöse und normalgewichtige Personen in einer Hungersituation (nach einer 36stündigen Fastenzeit) und im Sättigungszustand und fanden bei beiden Gruppen unter der Hungerbedingung eine Aktivierung eines komplexen Netzwerkes von Hypothalamus, Thalamus, limbischen und paralimbischen Strukturen wie die Insula, die hippokampale und parahippokampale Formatio und der orbitofrontale Kortex. Diese Aktivierung der limbischen und paralimbischen Areale erachteten die Autoren als auffällig, da diese bekannterweise in der Regulation von Emotionen massgeblich beteiligt sind. Unterschiede fanden DelParigi et al. bezüglich der hirn-physiologischen Aktivität unter der Sättigungsbedingung. Adipöse Personen wiesen eine grössere Aktivierung des präfrontalen Kortex, welcher bekannterweise generell an der Verhaltensinhibition beteiligt ist, und eine grössere Deaktivierung der limibischen/-paralimbischen Strukturen auf als Normalgewichtige. Eine spätere Untersuchung zeigte geschlechtsspezifische Aktivierungsmuster dieser Areale (Del Parigi, et al., 2002), die jedoch noch nicht repliziert wurden.

Eine ähnliche Aktivierung der paralimbischen und limbischen Areale unter Hunger und dem präfrontalen Kortex unter Sättigung fanden Tataranni et al. (1999). Dabei zeigte sich in der Korrelationsrechnung mit der Plasma-Insulin-Konzentration nach einer Mahlzeit ein negativer Zusammenhang zur Insula und dem orbitofrontalen Kortex. In einer Untersuchung zu Appetit und kalorisch unterschiedlichen Mahlzeiten zeigte sich eine signifikante Deaktivierung der linken temporo-insulären Cortex in der hochkalorischen Bedingung (Gordon, et al., 2000). Die Forschungsgruppe um Killgore (Killgore, et al., 2003) untersuchte mit demselben Paradigma von hochkalorischen und niedrigkalorischen Nahrungsmitteln die hirnphysiologische Reaktion und fand bei normalgewichtigen Personen zwar unter beiden Bedingungen (hochkalorisch und niedrigkalorisch) eine bilaterale Aktivierung der Amygdala und des ventromedialen präfrontalen Kortex. Der ventromediale Teil des präfrontalen Kortex, so schlossen die Autoren Killgore et al., scheine dabei in engem Zusammenhang mit der Motivation einer bedürfnisbefriedigenden Nahrungsaufnahme zu stehen. Weitere Untersuchungen wären in diesem Zusammenhang erforderlich.

Gautier et al. (2001) fanden spezifisch bei Patienten mit Adipositas eine Deaktivierung des Nucleus accumbens und der Amygdala unter der Sättigungsbedingung, sowie eine deutliche Aktivierung des ventralen präfrontalen Kortex und allgemein im frontalen und temporalen Kortex. Daraus schlossen Gautier et al., dass bei Übergewichtigen die

Sättigungsregulation hirnphysiologisch anders abläuft und, dass möglicherweise ein orexigenes Netzwerk den präfrontalen Kortex über einen Rückkoppelungsmechanismus moduliert. Spezifischere Untersuchungen zur Aktivierung bestimmter Hirnareale während dem sensorischen Erleben von Nahrungsmitteln machte die Forschungsgruppe um DelParigi (2005), in der Adipöse unter anderem eine stärkere Deaktivierung im orbitofrontalen Cortex als Normalgewichtige zeigten. Pelchat et al. (2004) untersuchten das Cravingverhalten mittels visuellem Material und dem Vorstellungsvermögen bei Normalpersonen ihres „Lieblingsnahrungsmittels" und fanden relevante Aktivierungen im Hippokampus, der Insula und dem Nucleus caudatus; drei Hirnarealen, die in Drogen-Craving-Studien mehrfach als relevante Hirnareale diskutiert worden waren. Eine Untersuchung zum Binge Eating-Verhalten zeigte bei Binge Eating-Patienten eine stärkere Aktivierung im präfrontalen Kortex unter visueller Präsentation von Esswaren (Karhunen, et al., 2000). DelParigi et al. (2004) fanden bei Normalgewichtigen, welche früher adipös waren, unter der Sättigungsbedingung eine ähnliche Deaktivierung des posterioren Hippokampus wie bei aktuell adipösen Patienten. Bezüglich der Aktivitätsveränderung des posterioren Cingulate-Cortex und der Amygdala zeigte sich jedoch ein Unterschied zwischen beiden Gruppen von ehemaligen Übergewichtigen und aktuell Übergewichtigen. Zusammenfassend zeigt sich auf hirnphysiologischer Ebene eine Veränderung der Aktivierung unter Sättigung- und Hungerbedingungen bei Patienten mit Essverhaltensstörungen. Interessanterweise scheinen diese Veränderungen einerseits mit besonderen Ausprägungen des Essverhaltens wie Binge Eating und Craving deutlich zu werden, und andererseits scheint sich auch nach Erreichung des Normalgewichtes die dysfunktionale Aktivierung bestimmter Hirnstrukturen nicht vollumfänglich zu regenerieren. Unklar bleibt in den beschriebenen Untersuchungen in welchem Ausmass die untersuchten „Normalpersonen" tatsächlich ein „normales Essverhalten" hatten. Auffällig ist die Beteiligung von paralimbischen und limbischen und präfrontalen Strukturen, die ebenfalls an der Regulation von Emotionen beteiligt sind und mittels bildgebenden Verfahren mehrfach bestätigt wurden. So fand beispielsweise Hariri et al. (2003) bei der Präsentation von affektiven visuellen Stimulis eine Aktivierung der Amygdala und des präfrontalen Kortex. In einer Untersuchung von Schaefer zeigte sich in der spezifischen Situation der bewussten Regulation von Emotionen eine verstärkte neurale Aktivierung der Amygdala (Schaefer, et al., 2002). In einer Übersichtsarbeit zur Neurobiologie von Emotionswahrnehmungen beschreiben Philipps et al. (2003) ausführlicher den Zusammenhang von neuraler Aktivierung und der Emotionsregulation. Dafür stehen zwei neurale Systeme zur

Verfügung. Ein ventrales und ein dorsales System. Das ventrale System beinhaltet die Amygdala, die Insula, das ventrale Striatum und ventrale Areale des anterioren Gyrus cinguli und des präfrontalen Kortex und dienen zur Identifikation von emotional signifikanten Stimuli und der Produktion von affektiven Zuständen. Zudem scheinen sie bei der automatischen Regulation von Emotionen eine wichtige Rolle zu spielen. Hingegen ist das dorsale System (mit Hippokampus, dorsalen Regionen des Gyrus cinguli und des präfrontalen Kortex) vermehrt bei kognitiven Prozessen in diesem Zusammenhang beteiligt zu sein, und spielt im Zusammenhang mit der kognitiven, nicht automatischen Regulation von Emotionen eine wichtige Rolle (Phillips, et al., 2003). Diese hier dargestellten neuralen Aktivierungsmechanismen innerhalb der Emotionserfahrung und spezifischer der Emotionsregulation relativieren die obgenannten Ergebnisse der bildgebenden Verfahren im Zusammenhang mit Hunger, Appetit und Sättigung bei Normalpersonen und speziell bei Patienten mit Essverhaltensstörungen. Da in den jeweiligen Untersuchungen die emotionale Beteiligung und das in diesem Moment damit verbundene psychophysiologisch messbare Arousal (sympathische Aktivierung) nicht erfasst worden ist. Es ist demnach nicht auszuschliessen, dass während der Präsentation von bestimmten Nahrungsmitteln eine Veränderung der emotionalen Beteiligung miterfasst wurde. Andererseits würde dies wiederum für die zentrale Rolle der Regulation von Emotionen im Essverhalten sprechen und den Einfluss einer allgemein erhöhten emotionalen Vulnerabilität auf das Essverhalten bestätigen.

9.3 Unterschiede in den Faktoren zwischen verschiedenen BMI-Gruppen

Das eingangs beschriebene Modell zum Essverhalten unterscheidet sich einerseits bezüglich der determinierenden Faktoren des Essverhaltens, andererseits gehen die Autoren des neuropsychophysiologischen Essverhaltenmodells davon aus, dass im Gegensatz zu früheren Modellen, dieses Modell für Patienten mit unterschiedlichen Body Mass Index und damit unterschiedlichen Störungsbildern verwendet werden kann, um die Entstehung und Aufrechterhaltung eines gestörten Essverhaltens zu erklären. Zur Modellüberprüfung wurde im Kapitel 6 folgende Hypothese formuliert:

> **Hypothese:** Die verschiedenen Störungsbilder des Essverhaltens mit jeweils unterschiedlichen Gewichtsveränderungen widerspiegeln sich im Modell der beschriebenen Faktoren, und unterscheiden sich nur im Ausmass der kognitiven Kontrolle im Essverhalten.

Um die kontinuierliche Sichtweise gewährleisten zu können und einen Gruppenvergleich der Extremformen von Essverhaltensstörungen und Gewichtsveränderungen zu ermöglichen, wurden entsprechend dem Body Mass Index Gruppen gebildet. Dies ergab vier Gruppen. Eine Gruppe mit Untergewichtigen bis BMI 20 (anorektische und bulimische Patienten) beinhaltend, einer Gruppe mit Normalgewichtigen aber Essverhaltensstörung und einem BMI von 20 bis 30 (vor allem Bulimikerinnen und Übergewichtige), einer weiteren Gruppe mit BMI 30 bis 40 (Adipositas-Patienten) und einer Extrem-Gruppe mit BMI über 40 (morbid Adipöse). Die unterschiedlichen Gruppengrössen müssen in der Bewertung der Resultate berücksichtigt werden, interessanterweise zeigten sich mehr Unterschiede zwischen den BMI-Gruppen als erwartet wurde.

Der statistische Vergleich der BMI-Gruppen zeigte entgegen der Annahme, dass sich einzig der Rückkoppelungsmechanismus der kognitiven Kontrolle im Essverhalten unterscheide, weitere Unterschiede in den im Modell beschriebenen Einflussfaktoren des Essverhaltens. Signifikante Ergebnisse ergaben sich bezüglich der Metafaktoren emotionaler und essstörungspezifischer Vulnerabilität und der Körperbewertung. Letztere war nebst der Gewichtsveränderung als Aspekt der langfristigen Konsequenz eines bestimmten Essverhaltens im Modell beschrieben worden. Dabei scheint sich die Gruppe der Untergewichtigen als die emotional vulnerabelste zu präsentieren. Die beiden höchsten BMI-Gruppen zeigen hingegen die geringste emotionale Vulnerabilität auf. In diesem Zusammenhang stellt sich bezüglich der Erklärung der vorliegenden Ergebnisse die Frage, ob sich die Gruppen möglicherweise bezüglich ihrer Reflexifität oder ihres Bewusstseins über ihren emotionalen Zustand deutlich unterscheiden könnten, und dass aufgrund dessen sich die Unterschiede in der emotionalen Vulnerabilität erklären lassen würden. Im Zusammenhang mit den oben diskutierten Verbindungen von Essen im emotional negativen Zustand zur Verringerung des unangenehmen Arousalempfindens von Übergewichtigen könnte dieses Ergebnis erklärt werden.

Einen weiteren Unterschied ergab sich bezüglich der essstörungsspezifischen Vulnerabilität, welche bei Patientinnen der BMI-Gruppe 2, der Gruppe mit Bulimikerinnen mit normalem bis leichtem Übergewicht (bis BMI 29.99), am meisten ausgeprägt war. Dabei scheint die bulimische Gruppe in diesem Zusammenhang die höchste Ansprechbarkeit auf externale Stimuli zu besitzen, hingegen können sich die Anorektikerinnen wahrscheinlich aufgrund ihrer übermässigen kognitiven Kontrolle und allgemein ausgeprägt rigidem Verhalten besser vor externen Stimulis schützen. In diesem Sinne scheint für die Anorektikerinnen subjektiv die konsequente kognitive Kontrolle eine erfolgreiche Verhaltensstrategie zu sein. Sie unterscheiden sich auch signifikant in der kognitiven Kontrolle von den beiden Adipositas-Gruppen.

Der Metafaktor Körperbewertung zeigte sich in der statistischen Analyse ebenfalls als unterschiedlich zwischen den BMI-Gruppen. Dabei bezeichneten sich die Anorektikerinnen als die Gruppe mit dem geringsten Ausmass an ablehnender Körperbewertung oder Unzufriedenheit mit der eigenen Figur. Das Resultat entspricht der allgemeinen Erfahrung, dass das Bewusstsein und das Eingeständnis an einer Essverhaltensstörung grundsätzlich zu leiden, eng mit dem Störungsbild der Anorexie verbunden ist und dementsprechend eine Bewertung der Figur auch aufgrund des meist über längere Krankheitszeit positiven Feedbacks im Sinne einer Anerkennung von der Umgebung aufrechterhalten wird. Die Datenerfassung wurde zum Zeitpunkt eines ersten anamnestischen Gesprächs erhoben und könnte darum zur mangelnden Wahrnehmung des tatsächlichen Körperbildes beigetragen haben.

Bezüglich der anderen psychologischen Einflussfaktoren des Essverhaltensmodells zeigten sich keine signifikanten Unterschiede zwischen den BMI-Gruppen. Die Annahme, dass es einen Unterschied in der kognitiven Kontrolle gibt, konnte bestätigt werden. Die hypothetische Annahme, dass sich die BMI-Gruppen jedoch nur in diesem Rückkoppelungsprozess unterscheiden würden, muss verworfen werden. Die emotionale und essstörungsspezifische Vulnerabilität scheinen in den verschiedenen Gruppen unterschiedlich erfahren zu werden. Als Bestätigung für die hier beschriebenen Resultate und die Wichtigkeit für die Veränderung eines Essverhaltensmuster erscheint die Studie von Tiggemann (2004) in diesem Zusammenhang als nennenswert. Tiggemann fand in ihrer Untersuchung bezüglich der kognitiven Kontrolle, geringem Selbstwertgefühl (vergleichbar mit der hier erfassten emotionalen Vulnerabilität) sowie der Untersuchung von negativer Körperbewertung, die Kombination von kognitiver Kontrolle und niedrigem Selbstwertgefühl als prädiktiv für eine Gewichtsveränderung in den nächsten 8 Jahren. Dieser prädiktive Wert wurde anhand einer Population während einer gewichtsreduzierenden Intervention untersucht.

9.4 Veränderung der Modellfaktoren im Therapieverlauf

Zur Prüfung von Veränderungsmöglichkeiten der Metafaktoren aus dem Essverhaltensmodells wurde anhand einer Population mit adipösen Patienten während einer spezifischen Therapie zur Gewichtsreduktion eine Untersuchung psychologischer und psychophysiologischer Parameter durchgeführt. Insgesamt zeigte sich dabei während den ersten 12 Monaten eine BMI-Veränderung von durchschnittlich 38.58 auf 36.34kg/m^2, dies entspricht einer BMI-Veränderung von 5.81%. Vergleichbare Therapieprogramme gibt es wenige. Vorallem sind Therapieprogramme, die mindestens ein Jahr dauern äusserst selten vorhanden. Kurzfristige Therapien sind bezüglich langfristiger Gewichtsreduktion wenig aussagekräftig. Vergleichbar erweist sich allenfalls das Therapieprogramm von Melchionda et al. (2003), welches ähnlich wie das Adifitprogramm des Inselspitals in Anlehnung an das LEARN-Programm nach Brownell durchgeführt worden ist. Gemäss Publikation von der Melchondia-Forschungsgruppe wurde eine durchschnittliche Gewichtsreduktion von 7.4 ± 7.7% erreicht. Im Vergleich dazu fallen die Ergebnisse des Adifit-Programms geringer aus und wirft damit die Frage nach den möglichen Gründen auf.

Für die eher geringen Gewichtsveränderungen in der vorliegenden Untersuchung könnte einerseits die hohe Komorbiditätsrate der erfassten Population als Erklärung beigezogen werden. Die erfasste Population weist eine äusserst hohe Therapieerfahrung und grosse Therapieresistenz auf. Oft werden Patienten nach verschiedenen ärztlich begleiteten Diätversuchen an die Sprechstunde für Adipositas verwiesen. Andererseits muss unter dem Gesichtspunkt der Dropout-Rate das eher tiefe Ergebnis relativiert werden. Melchionda et al. beschrieben in ihrer Untersuchung eine Dropout-Rate von 70.1%. Im Gegensatz dazu zeigte sich im Therapieprogramm Adifit des Inselspitals eine Dropout-Rate von nur 25% über die gesamten zwei Jahre der Erfassung.

Trotzdem stellt sich an dieser Stelle die Frage, ob das aktuelle Therapieprogramm in seiner Form insuffizient für eine erfolgreiche Gewichtsreduktion sein könnte, und damit eine Anpassung des Therapieangebotes erforderlich wäre. In den klinischen Zwischenevaluationen zeigte sich, dass das Bedürfnis nach einer längeren Intensivphase, wie sie in den ersten drei Monaten angeboten wird, gross ist. Fraglich ist jedoch, ob eine engere Betreuung auf Dauer tatsächlich den gewünschten Effekt liefern würde, oder ob nicht gerade durch eine intensivere Betreuung die Tendenz zur Abgabe von Eigenverantwortung mit der Folge einer geringeren Selbstkontrolle auf Dauer verfestigt werden könnte. Grundsätzlich gilt die soziale Unterstützung wie sie in Gruppen erlebt werden kann, als wichtige Hilfe bei der Veränderung von Verhalten und kann möglicherweise sogar zur vermehrten Adhärenz beitragen (Hayaki & Brownell, 1996). In einer Übersichtsarbeit beschreibt Jeffrey in einer ernüchternden Zusammenstellung aus seinen Forschungsergebnissen, dass der Faktor der sozialen Unterstützung keinen prädiktiven Wert für eine Gewichtsreduktion aufweisen kann (Jeffery, 2004). Diese soziale Unterstützung (engl. social support) oder die erfahrene soziale Unterstützung (perceived social support) wurde im Rahmen der vorliegenden Arbeit nicht näher untersucht, die Berücksichtigung dieses Faktors könnte möglicherweise einen weiteren Beitrag in der Erklärung des Essverhaltens und vor allem der Entstehung einer Dysregulation leisten.

Zur allgemeinen Klärung der psychologischen Einflussgrössen auf die Gewichtsreduktion wurde in der vorliegenden Arbeit folgende Hypothese überprüft.

> **Hypothese:** Im Therapieverlauf verändern sich die Modellfaktoren und die Rückkoppelungsprozesse abhängig von der Gewichtsausprägung und abhängig von der Gewichtsveränderung.

Zur statistischen Überprüfung des Aspekts der Gewichtsausprägung wurde ein Vergleich der beiden BMI-Gruppen 3 und 4 gemacht. Für den Aspekt der Gewichtsveränderungen wurden alle Patienten aufgrund ihrer Gewichtsveränderung während den ersten drei Monaten, respektive während dem ersten Jahr in zwei Gruppen aufgeteilt. Eine Gruppe enthielt Patienten, die Gewicht reduzieren konnten, und eine zweite Gruppe mit fehlendem Gewichtsverlust oder sogar Gewichtsanstieg gebildet. Auf beide Resultate soll hier näher eingegangen werden.

9.4.1 Unterschiedliche Gewichtsausprägung im Verlauf

Im Vergleich der beiden BMI-Gruppen 3 und 4 bezüglich der psychologischen Veränderungen im Verlaufe der Therapie zeigte sich ein signifikanter Unterschied bezüglich der emotionalen Vulnerabilität im Verlauf. Dabei zeigten die Patienten während der intensiven Therapiephase der ersten drei Monate eine tendenzielle Zunahme der emotionalen Vulnerabilität. Erklärt werden kann diese Zunahme möglicherweise durch das Erleben der intensiven Auseinandersetzung mit sich selbst. Durch die vermehrt gerichtete Aufmerksamkeit auf das Essverhalten und die emotionalen Einflussmechanismen, welche in den Therapien diskutiert werden, könnte die emotionale Vulnerabilität für die Betroffenen im Therapie deutlicher erfahren worden sein. Im Zusammenhang mit der emotionalen Vulnerabilität in der Therapie haben Fassino et al. (2003; 2002) zwei Arbeiten veröffentlicht, in denen sie in ihren Untersuchungen von Drop-out-Raten bei Kurzzeittherapien bei Patientinnen mit Anorexie und Bulimie signifikante Zusammenhänge zwischen der Drop out-Rate und der Ärgertendenz gefunden haben. Dabei berichten sie spezifisch über eine erhöhte Tendenz, die Emotion Ärger nach innen und damit gegen die eigene Person zu richten. Faktoranalytisch hat sich dieser Aspekt in der vorliegenden Arbeit als Aspekt der emotionalen Vulnerabilität bestätigt.

Bezüglich der essstörungsspezifischen Vulnerabilität zeigt sich zwar kein signifikanter Unterschied im Therapieverlauf, jedoch findet sich zwischen den beiden BMI-Gruppen ein signifikanter Unterschied. Dabei scheinen Patientinnen mit einem BMI 30-40 eine höhere Vulnerabilität aufzuweisen, welche sich im Verlaufe tendenziell weiter verstärkt. Erklärungen dazu finden sich in der Literatur keine. Möglicherweise könnte daraus geschlossen werden, dass Patienten mit BMI unter 40 deutlich mehr therapeutische Hilfestellung aufgrund der Ansprechbarkeit auf externale Stimuli bedürfen. Einen Vorschlag für eine mögliche Therapieform diesbezüglich beschreiben Raynor et al. (2006) in einer kürzlich veröffentlichten Arbeit. Sie fanden bei einer Gruppe von Übergewichtigen unter der Einschränkung der Snack-Food Möglichkeiten ein längerfristig bestehendes Sättigungsgefühl in der Gruppe mit weniger Nahrungsmittel-varianten und vertreten daraus die Idee, die Einschränkung der Stimuli möglicherweise therapeutisch nutzen zu können, da aufgrund des Gefühls der Monotonie beim Verzehr eine geringere Nahrungsaufnahme und damit eine Gewichtsreduktion resultieren könnte. Die Umsetzbarkeit in therapeutische Interventionen und den tatsächlichen längerfristigen Erfolg sind jedoch fragwürdig und wurden in dieser Form bei den Patienten der vorliegenden Interventionsstudie nicht durchgeführt.

Weder die kognitive Kontrolle im Essverhalten, noch die anderen Einflussfaktoren verändern sich signifikant im Therapieverlauf, noch unterscheiden sich die beiden BMI-Gruppen darin. Einzig die ablehnende Körperbewertung weist eine signifikante Veränderung im Therapieverlauf auf. Dabei nimmt die ablehnende Körperbewertung vor allem in der ersten Therapiephase zu. Auch hier könnte eine Erklärung für die Zunahme der Ablehnung die vermehrte Auseinandersetzung und die erhöhte sensorische Wahrnehmung des eigenen Körpers bieten.

Bezüglich der somatischen Veränderungen zeigen sich keine signifikanten Veränderungen im Verlauf. Einzig auffällig ist die tendenzielle Verbesserung der parasympathischen Gegenregulationsfähigkeit nach den ersten drei Therapiemonaten und die erneute Verschlechterung, die wahrscheinlich mit dem erneuten Trainingsdefizit aufgrund des Rückfalls in fehlende körperliche Aktivität, zustande kommt. Einzig in der Erholbarkeit nach mentalem Stress zeigt sich ein Interaktionseffekt von Verlauf und BMI-Gruppe. Patienten mit höherem BMI zeigen dabei in der intensiven Therapiephase der ersten drei Monate eine deutliche Verbesserung der Erholbarkeit und anschliessend eine erneute Reduktion, was durchaus durch den Mangel an körperlicher Aktivität erklärt werden kann.

9.4.2 Unterschiedliche Gewichtsveränderungen im Verlauf (Therapieerfolg und Misserfolg)

Differenzierte Vergleiche der Patienten mit erfolgreicher Gewichtsreduktion und solchen ohne Erfolg zeigen während einer Therapie signifikante Unterschiede bezüglich emotionaler Vulnerabilität. Die Patienten der Misserfolgsgruppe (mit fehlender Gewichtsreduktion zum Zeitpunkt der Jahreskontrolle) waren bereits bei Therapiebeginn omotional vulnerabler. Diese erhöhte emotionale Vulnerabilität zeigt sich auch nach Abschluss der Intensivtherapiephase (nach 3 Monaten), jedoch nicht mehr bei der Jahreskontrolle. Vergleiche der kurzfristigen Erfolge einer Gewichtsreduktion zeigen keine signifikanten Unterschiede, jedoch ebenfalls eine tendenziell höhere emotionale Vulnerabilität bei Therapiebeginn bei den Patienten mit kurzfristigem Misserfolg.

Ein weiterer Unterschied zwischen Therapieerfolg- und Misserfolgsgruppen konnte in der Verlaufskontrolle nach 12 Monaten bezüglich essstörungsspezifischer Vulnerabilität festgestellt werden. Patienten mit Misserfolg waren hier vulnerabler als solche mit Erfolg. Entgegen der Erwartung scheint sich jedoch die kognitive Kontrolle im Essverhalten zumindest nach subjektiver Einschätzung der Patienten zwischen den Gruppen nicht zu unterscheiden, obschon dies allgemein als wesentlicher Faktor der Gewichtsveränderung gilt. So haben Westenhöfer et al. (2004) in Ihrer Zusammenstellung der Auswertung der dreijährigen „Lean Habits-Studie" gezeigt, dass die Fähigkeit einer flexibleren Kontrolle des Essverhaltens signifikant die Gewichtsreduktion beeinflusst und damit prädiktiven

Wert hat, hingegen die rigide Kontrolle keine Effekt zeigen konnte. Die ernährungsspezifischen Parameter wie (Wahl der Nahrungsmittel, Mahlzeitenrhythmus) erwiesen sich in der Untersuchung von Westenhöfer et al. zwar als hochsignifikant prädiktiv, jedoch waren die körperliche Aktivität und vor allem der Faktor „Coping mit Stress" ebenfalls prädiktiv für eine Gewichtsveränderung. Die unter der Dimension „Coping mit Stress" erfassten Aspekte widerspiegeln sich in den in der vorliegenden Arbeit beschriebenen Metafaktoren der emotionalen und essstörungspezifischen Vulnerabilität, die in den Gruppenvergleichen von Patienten mit erfolgreicher und fehlender Gewichtsreduktion sich unterschieden. Die Fähigkeit essverhaltensspezifische und allgemeine psychosoziale Belastungen zu bewältigen, wurde auch von anderen Autoren als wesentlicher Teil in der Behandlung von Essverhaltensstörungen beschrieben (Elfhag & Rossner, 2005; Puhl & Brownell, 2003). Insgesamt lässt sich vermuten, dass eine Verbesserung des Ressourcenpotentials im Sinne von korrektiven Erfahrungen im Rahmen einer psychotherapeutischen Intervention, möglicherweise in Kombination mit einer psychopharmakologischen Unterstützung, aufgrund der engen Verbindung von emotionalen und psychophysiologischen Faktoren, wesentlich zu einer langfristigen Veränderung des Essverhaltens und damit zu einer Normalisierung des Gewichts führen können.

9.5 Therapieempfehlungen

In vielen bisherigen Essverhaltensmodellen wurde die Erhöhung der kognitiven Kontrolle als wesentlicher Aspekt zur Gewichtsveränderung diskutiert. Die vorliegenden Daten zeigen, dass die erhöhte Ressourcenbesetzung und Aufmerksamkeitslenkung, vor allem wenn sie in einer rigiden Art und Weise gehalten wird, nicht die erfolgsversprechendste Strategie sein kann. Empfehlenswert wäre an dieser Stelle vielmehr die Bearbeitung der im Modell erfassten Einflussfaktoren, die das Essverhalten zu einem früheren Zeitpunkt wesentlich beeinflussen, bevor überhaupt eine gegenregulatorische Massnahme wie die Erhöhung der Aufmerksamkeit (kognitive Kontrolle im Essverhalten) stattfinden kann. Es stellt sich in diesem Zusammenhang die Frage, ob eine Therapie mit einer alleinigen Ausrichtung auf die Nahrungsmittelzusammensetzung und dem Einhalten eines Mahlzeitenrhythmus, wie sich dies in Westenhöfers Zusammenstellung als hochsignifikant prädiktiv herausgestellt hat, und häufig als erste Massnahme in der Praxis verordnet wird, nach der Bestätigung der beschriebenen Einflussfaktoren auf das Essverhalten überhaupt noch haltbar ist. Oder ob nicht gerade durch die konstante und spezifische Selbstbeobachtung die kognitive Kontrolle weiter erhöht wird. Diese Verstärkung der kognitiven Kontrolle könnte möglicherweise aufgrund ihres Rückkoppelungscharakters die essstörungsspezifische und die emotionale Vulnerabilität verstärken und damit eine Gewichtsabnahme verhindern. Weit erfolgsversprechender könnte sich eine therapeutische Arbeit mit dem Ziel der Verbesserung der emotionalen und essstörungsspezifischen Vulnerabilität kombiniert mit einer Erhöhung des Ressourcenpotentials auswirken. Dabei scheint gerade die positive Erfahrung von erfolgreichen Emotionsregulationen einen wesentlichen Beitrag für Verhaltensänderungen zu leisten. Die Bearbeitung der hier beschriebenen Faktoren sprechen allesamt für eine intensive psychotherapeutische Intervention, die wahrscheinlich nur zum Teil in Gruppen- und vor allem in spezifischen Einzelsettings durchgeführt werden müsste. Entgegen den bisher durchgeführten und publizierten Interventionen zur Behandlung von Adipositas, welche hauptsächlich auf die therapeutischen Interventionen wie Ernährungsberatung und Bewegungstherapie ausgerichtet waren, scheint eine Kombination mit vermehrt psychotherapeutischen Vorgehensweisen für eine erfolgreiche und anhaltende Gewichtsreduktion notwendig.

10 Zusammenfassung und Ausblick

In der vorliegenden Arbeit wurde ein neues Modell zum Essverhalten vorgestellt. Es unterscheidet sich von bisherigen Essverhaltensmodellen in der Betonung verschiedener Einflussfaktoren, die gemeinsam das Essverhalten determinieren. Dabei werden im Gegensatz zu den bisherigen Modellen psychologische und psychophysiologische Faktoren berücksichtigt. Im weiteren unterscheidet sich das Modell von anderen Essverhaltensmodellen im Einbezug und Stellenwert des Aspekts der kognitiven Kontrolle, welcher hier im Sinne eines Regulationsmechanismus aufgrund einer Gewichtsveränderung und damit verbundenen, ablehndenden Körperbewertung aktiviert wird. Die statistische Überprüfung bestätigte das theoretische Modell mit geringen Adaptationen von weiteren Faktoren, die das Essverhalten zu beeinflussen scheinen.

In genaueren Untersuchungen wurden zudem anhand einer Population mit Patienten mit Essverhaltensstörungen und unterschiedlichen Gewichtsklassen die Zusammenhänge der Faktoren untereinander, sowie die unterschiedlichen Ausprägungen bestimmter Faktoren in den verschiedenen BMI-Gruppen untersucht. Ebenfalls untersucht wurde das Veränderungspotential im Verlaufe einer Therapie und der prädiktive Wert dieser Faktoren für eine gewünschte Gewichtsveränderung bei Patienten mit Adipositas. Eine ausgeprägte emotionale Vulnerabilität und eine ausgeprägte essstörungsspezifische Vulnerabilität erwiesen sich dabei als Prädiktoren eines geringen bis ausbleibenden Erfolges im Therapieverlauf nach 12 Monaten. Aufgrund des meist explorativen Vorgehens, ist die Aussagekraft gewisser Resultate jedoch limitiert und Bedarf weiterer Analysen.

Insgesamt konnte das Modell jedoch in einer ersten Phase bestätigt werden. Die vorliegenden Resultate weisen auf spezifischere Untersuchungen des Modells hin. Einerseits erscheint eine erweiterte Erfassung der Zusammenhänge von psychophysiologischen und psychologischen Variablen in der Population von allen Essverhaltensstörungen einschliesslich der EDNOS-Patienten im Vergleich zu gesunden Probanden sinnvoll. Andererseits wäre ein Vergleich der Daten zwischen den verschiedenen BMI-Gruppen im Verlaufe einer Therapie allgemein und unter der spezifischen Manipulation von einzelnen Einflussfaktoren interessant. Gerade die Rolle der erhöhten Ansprechbarkeit auf externale Stimuli und die allgemeine Impulsivität im Zusammenhang mit den Vulnerabilitätsfaktoren und dem Essverhalten konnten mit den vorliegenden Daten nicht geklärt werden. Untersuchungsmethoden zur Erfassung der erhöhten Ansprechbarkeit werden aktuell geprüft. Ein Fragebogen zur Erfassung der

Impulsivität wurde parallel dazu entwickelt und anhand einer gesunden Population überprüft und wird seit kurzem auch bei Patienten mit Essverhaltensstörungen eingesetzt. Die Kombination von bildgebenden Verfahren, verhaltensgenetischen Untersuchungen, spezifischen psychophysiologischen und neuroendokrinen Messungen und der von psychometrischen Messverfahren erscheint aufgrund der Resultate als zukunftsweisend, um das komplexe System des Essverhaltens und deren Verbindung zu psychophysiologischen und emotionsregulatorischen Mechanismen genauer erfassen zu können.

11 Referenzen

Ackard, D. M., Croll, J. K., & Kearney-Cooke, A. (2002). Dieting frequency among college females: association with disordered eating, body image, and related psychological problems. *J Psychosom Res, 52*(3), 129-136.
Ajzen, I., & Fishbein, M. (1980). *Understanding attitudes and predicting social behavior.* Englewood Cliffs: Prentice-Hall.
Aldwin, C. M. (1994). *Stress, coping, and development.* New York: Guilford.
Allen, M. T., & Crowell, M. D. (1989). Patterns of autonomic response during laboratory stressors. *Psychophysiology, 26*(5), 603-614.
Apfeldorfer, G. (2002). *Je mange, donc je suis.* Paris: Payot & Rivages.
Aschenbrenner, K., Aschenbrenner, F., Kirchmann, H., & Strauss, B. (2004). [Disturbed eating behaviour among high school and university students]. *Psychother Psychosom Med Psychol, 54*(6), 259-263.
American Psychiatric Association, (2000a). *Diagnostic and statistical manual of mental disorders DSM-IV-TR.* Washington D.C.
American Psychiatric Association (2000b). Practice guideline for the treatment of patients with eating disorders (revision). *Am J Psychiatry, 157*(suppl 1), 1-39.
Bagdade, J. D., Bierman, E. L., & Porte, D., Jr. (1967). The significance of basal insulin levels in the evaluation of the insulin response to glucose in diabetic and nondiabetic subjects. *J Clin Invest, 46*(10), 1549-1557.
Baker, R. C., & Kirschenbaum, D. S. (1993). Self-monitoring may be necessary for successful weight control. *Behaviour Therapy, 24,* 377-394.
Baucom, D. H., & Aiken, P. A. (1981). Effect of depressed mood in eating among obese and nonobese dieting and nondieting persons. *J Pers Soc Psychol, 41*(3), 577-585.
Baum, J. G., Clark, H. B., & Sandler, J. (1991). Preventing relapse in obesity through posttreatment maintenance systems: comparing the relative efficacy ot twot levels of therapist support. *J Behav Med, 14,* 287-302.
Baura, G. D., Foster, D. M., Porte, D., Jr., Kahn, S. E., Bergman, R. N., Cobelli, C., et al. (1993). Saturable transport of insulin from plasma into the central nervous system of dogs in vivo. A mechanism for regulated insulin delivery to the brain. *J Clin Invest, 92*(4), 1824-1830.
Beisel, S., & Leibl, C. (1997). Stationäre Verhaltenstherapie bei Essstörungen. In G. Reich & M. Cierpka (Eds.), *Psychotherapie der Essstörungen* (pp. 108-126). Stuttgart: Georg Thieme.
Ben-Tovim, D. I., Walker, K., Gilchrist, P., Freeman, R., Kalucy, R., & Esterman, A. (2001). Outcome in patients with eating disorders: a 5-year study. *Lancet, 357*(9264), 1254-1257.
Berger, U., Schilke, C., & Strauss, B. (2005). [Weight concerns and dieting among 8 to 12-year-old children]. *Psychother Psychosom Med Psychol, 55*(7), 331-338.
Berman, R. M. (2006). The relationship between eating self-efficacy and eating disorder symptoms in a non-clinical sample. *Eat Behav, 7,* 79-90.
Berntson, G. G., Cacioppo, J. T., Binkley, P. F., Uchino, B. N., Quigley, K. S., & Fieldstone, A. (1994). Autonomic cardiac control. III. Psychological stress and cardiac response in autonomic space as revealed by pharmacological blockades. *Psychophysiology, 31*(6), 599-608.
Berthoud, H. R., & Neuhuber, W. L. (2000). Functional and chemical anatomy of the afferent vagal system. *Auton Neurosci, 85*(1-3), 1-17.
Birmingham, C. L., Su, J., Hlynsky, J. A., Goldner, E. M., & Gao, M. (2005). The mortality rate from anorexia nervosa. *Int J Eat Disord, 38*(2), 143-146.
Bittinger, J. N., & Smith, J. E. (2003). Mediating and moderating effects of stress perception and situation type on coping responses in women with disordered eating. *Eat Behav, 4,* 89-106.
Blüher, S., & Mantzoros, C. S. (2004). The role of leptin in regulating neuroendocrine function in humans. *J Nutr, 134,* 2469S-2474S.
Borkenau, P., & Ostendorf, F. (1993). *NEO-Fünf-Faktoren Inventar (NEO-FFI).* Göttingen: Hogrefe.
Bornstein, S. R. (1997). Is leptin a stress related peptide? *Natur Medicine, 3,* 937.

Broberger, C. (2005). Brain regulation of food intake and appetite: molecules and networks. *J Intern Med, 258*(4), 301-327.
Broberger, C., & Hokfelt, T. (2001). Hypothalamic and vagal neuropeptide circuitries regulating food intake. *Physiol Behav, 74*(4-5), 669-682.
Brownell, K. D. (2000). *The LEARN Program for Weight Management.* Dallas, Texas: The LifeStyle Company.
Brownell, K. D., Heckerman, C. L., & Westlake, R. J. (1979). The behavioral control of obesity: a descriptive analysis of a large-scale program. *J Clin Psychol, 35*(4), 864-869.
Bruch, H. (1961). Transformation of oral impulses in eating disorders: a conceptual approach. *Psychiatr Q, 35*, 458-481.
Bruch, H. (1973). *Eating disorders, obesity, anorexia nervosa, and the person within.* New York: Basic Books.
Buddeberg-Fischer, B. (2000). *Früherkennung und Prävention von Essstörungen. Essverhalten und Körpererleben bei Jugendlichen.* Stuttgart: Schattauer.
Butler, G. K. L., & Montgomery, A. M. J. (2005). Subjective self-control and behavioral impulsivity coexist in anorexia nervosa. *Eat Behav, 6*, 221-227.
Calloway, P., Fonagy, P., & Wakeling, A. (1983). Autonomic arousal in eating disorders: further evidence for the clinical subdivision of anorexia nervosa. *Br J Psychiatry, 142*, 38-42.
Cardiology, Task Force. o. E. S. o. (1996). Heart rate variability: standards of measurement, physiological interpretation and clinical use. Task Force of the European Society of Cardiology and the North American Society of Pacing and Electrophysiology. *Circulation, 93*(5), 1043-1065.
Carlat, D. J., Camargo, C. A., Jr., & Herzog, D. B. (1997). Eating disorders in males: a report on 135 patients. *Am J Psychiatry, 154*(8), 1127-1132.
Carver, C. S., Lawrence, A. J., & Scheier, M. F. (1996). A control-process perspective on the origins of affect. In L. L. Martin & A. Tesser (Eds.), *Striving and feeling* (pp. 11-52). Mahwah NJ: Erlbaum.
Cassin, S. E., & von Ranson, K. M. (2005). Personality and eating disorders: a decade in review. *Clin Psychol Rev, 25*(7), 895-916.
Casu, M., Patrone, V., Gianelli, M. V., Marchegiani, A., Ragni, G., Murialdo, G., et al. (2002). Spectral analysis of R-R interval variability by short-term recording in anorexia nervosa. *Eat Weight Disord, 7*(3), 239-243.
Cattel, R. B. (1943). The description of personality: Basic traits resolved into clusters. *J Abnorm Social Psychol, 38*, 426-506.
Chatoor, I., Ganiban, J., Surles, J., & Doussard-Roosevelt, J. (2004). Physiological regulation and infantile anorexia: a pilot study. *J Am Acad Child Adolesc Psychiatry, 43*(8), 1019-1025.
Cizza, G., Romagni, P., Lotsikas, A., Lam, G., Rosenthal, N. E., & Chrousos, G. P. (2005). Plasma leptin in men and women with seasonal affective disorder and in healthy matched controls. *Horm Metab Res, 37*(1), 45-48.
Clement, U., & Löwe, B. (1996). *Fragebogen zum Körperbild (FKB-20).* Göttingen: Hogrefe.
Considine, R. V., Sinha, M. K., Heiman, M. L., Kriauciunas, A., Stephens, T. W., Nyce, M. R., et al. (1996). Serum immunoreactive-leptin concentrations in normal-weight and obese humans. *N Engl J Med, 334*(5), 292-295.
Cooper, Z., & Fairburn, C. G. (2001). A new cognitive behavioural approach to the treatment of obesity. *Behav Res Ther, 39*, 499-511.
Costa, P. T., & McCrae, R. R. (1985). *The NEO Personality Inventory. Manual Form S and Form R.* Odessa, Florida: Psychological Assessment Resources.
Costa, P. T., & McCrae, R. R. (1992). *Revised NEO Personality Inventory (NEO PI-R) and NEO Five Factor Inventory. Professional Manual.* Odessa, Florida: Psychological Assessment Resources.
Craft, S., Asthana, S., Newcomer, J. W., Wilkinson, C. W., Matos, I. T., Baker, L. D., et al. (1999). Enhancement of memory in Alzheimer disease with insulin and somatostatin, but not glucose. *Arch Gen Psychiatry, 56*(12), 1135-1140.
Currin, L., Schmidt, U., Treasure, J., & Jick, H. (2005). Time trends in eating disorder incidence. *Br J Psychiatry, 186*, 132-135.

d'Amore, A., Massignan, C., Montera, P., Moles, A., De Lorenzo, A., & Scucchi, S. (2001). Relationship between dietary restraint, binge eating, and leptin in obese women. *Int J Obes Relat Metab Disord, 25*(3), 373-377.

de Zwaan, M., Mitchell, J. E., Howell, L. M., Monson, N., Swan-Kremeier, L., Crosby, R. D., et al. (2003). Characteristics of morbidly obese patients before gastric bypass surgery. *Compr Psychiatry, 44*(5), 428-434.

Del Parigi, A., Chen, K., Gautier, J. F., Salbe, A. D., Pratley, R. E., Ravussin, E., et al. (2002). Sex differences in the human brain's response to hunger and satiation. *Am J Clin Nutr, 75*(6), 1017-1022.

Del Parigi, A., Gautier, J. F., Chen, K., Salbe, A. D., Ravussin, E., Reiman, E., et al. (2002). Neuroimaging and obesity: mapping the brain responses to hunger and satiation in humans using positron emission tomography. *Ann N Y Acad Sci, 967*, 389-397.

DelParigi, A., Chen, K., Salbe, A. D., Hill, J. O., Wing, R. R., Reiman, E. M., et al. (2004). Persistence of abnormal neural responses to a meal in postobese individuals. *Int J Obes Relat Metab Disord, 28*(3), 370-377.

DelParigi, A., Chen, K., Salbe, A. D., Reiman, E. M., & Tataranni, P. A. (2005). Sensory experience of food and obesity: a positron emission tomography study of the brain regions affected by tasting a liquid meal after a prolonged fast. *Neuroimage, 24*(2), 436-443.

Didie, E. R., & Fitzgibbon, M. (2005). Binge eating and psychological distress: Is the degree of obesity a factor? *Eat Behav, 6*, 35-41.

Diehl, J. M., & Staufenbiel, T. (2002). *Inventar zum Essverhalten und Gewichtsproblemen: IEG*. Eschborn bei Frankfurt a.M.: Dietmar Klotz.

Dingemans, A. E., Spinhoven, P., & van Furth, E. F. (2005). Maladaptive core beliefs and eating disorder symptoms. *Eat Behav, in press*.

Dixon, J. B., Dixon, M. E., & O'Brien, P. E. (2003). Depression in association with severe obesity: changes with weight loss. *Arch Intern Med, 163*(17), 2058-2065.

Douketis, J. D., Macie, C., Thabane, L., & Williamson, D. F. (2005). Systematic review of long-term weight loss studies in obese adults: clinical significance and applicability to clinical practice. *Int J Obes (Lond), 29*(10), 1153-1167.

Drobes, D. J., Miller, E. J., Hillman, C. H., Bradley, M. M., Cuthbert, B. N., & Lang, P. J. (2001). Food deprivation and emotional reactions to food cues: implications for eating disorders. *Biol Psychiatry, 57*, 153-177.

Edholm, O. G. (1977). Energy balance in man studies carried out by the Division of Human Physiology, National Institute for Medical Research. *J Hum Nutr, 31*(6), 413-431.

Elfhag, K., & Rossner, S. (2005). Who succeeds in maintaining weight loss? A conceptual review of factors associated with weight loss maintenance and weight regain. *Obes Rev, 6*(1), 67-85.

Elmquist, J. K. (2001). Hypothalamic pathways underlying the endocrine, autonomic, and behavioral effects of leptin. *Physiol Behav, 74*(4-5), 703-708.

Endler, N. S., & Parker, J. D. A. (1990). *Coping Inventory for Stressful Situations (CISS)*. Toronto: Multihealth Systems, Inc.

Engel, K. (1990). [Guideline for the assessment of therapeutic success in the treatment of anorexia]. *Psychother Psychosom Med Psychol, 40*(12), 474-479.

Epstein, S. (1990). Cognitive-experiential self-theory. In L. A. Pervin (Ed.), *Handbook of personality: Theory and research* (pp. 165-192). New York: Guilford.

Etringer, B. D., Altmaier, E. M., & Bowers, W. (1989). An investigation into the cognitive functioning of bulimic women. *J Counsel Develop, 68*, 216-219.

Fairburn, C., Doll, H. A., Welch, S. L., Hay, P. J., Davies, B. A., & O'Connor, M. (1998). Risk factors for binge eating disorder: a community-based case-control study. *Arch Gen Psychiatry, 55*, 425-432.

Fairburn, C. G., Cooper, Z., Doll, H. A., & Welch, S. L. (1999). Risk factors for anorexia nervosa: three integrated case-control comparisons. *Arch Gen Psychiatry, 56*, 425-432.

Fassino, S., Abbate-Daga, G., Piero, A., Leombruni, P., & Rovera, G. G. (2003). Dropout from brief psychotherapy within a combination treatment in bulimia nervosa: role of personality and anger. *Psychother Psychosom, 72*(4), 203-210.

Fassino, S., Abbate-Daga, G., Piero, A., & Rovera, G. G. (2002). Dropout from Brief Psychotherapy in Anorexia nervosa. *Psychother Psychosom, 71*, 200-206.
Fassino, S., Daga, G. A., Piero, A., Leombruni, P., & Rovera, G. G. (2001). Anger and personality in eating disorders. *J Psychosom Res, 51*(6), 757-764.
Fassino, S., Leombruni, P., Piero, A., Abbate-Daga, G., & Giacomo Rovera, G. (2003). Mood, eating attitudes, and anger in obese women with and without Binge Eating Disorder. *J Psychosom Res, 54*(6), 559-566.
Fichter, M. M., Quadflieg, N., & Hedlund, S. (2005). Twelve-year course and outcome predictors of anorexia nervosa. *Int J Eat Disord.*
Fitzgibbon, M. L., Sanchez-Johnsen, L. A., & Martinovich, Z. (2003). A test of the continuity perspective across bulimic and binge eating pathology. *Int J Eat Disord, 34*(1), 83-97.
Folkman, S., & Moskowitz, J. T. (2000). Positive affect and the other side of coping. *Am Psychol, 55*(6), 647-654.
Foreyt, J. P., & Goodrick, G. K. (1991). Factors common to successful therapy for the obese patient. *Med Sci Sports Exerc, 23*(3), 292-297.
Forst, T., Pfutzner, A., Jahn, C., Schmitz, H., Lichtwald, K., Beyer, J., et al. (1996). Decreased sympatho-adrenal activity in diabetic patients with autonomic dysfunction following mental stress. *J Auton Nerv Syst, 61*(1), 31-36.
Frederich, R., Hu, S., Raymond, N., & Pomeroy, C. (2002). Leptin in anorexia nervosa and bulimia nervosa: importance of assay technique and method of interpretation. *J Lab Clin Med, 139*(2), 72-79.
Freeman, L. M., & Gil, K. M. (2004). Daily stress, coping, and dietary restraint in binge eating. *Int J Eat Disord, 36*(2), 204-212.
Frijda, N. H. (1986). *The Emotions.* Cambridge, New England: Cambridge University Press.
Fröhlich, W. D. (2005). *Wörterbuch Psychologie.* München: Deutscher Taschenbuch Verlag.
Frontoni, S., Bracaglia, D., & Gigli, F. (2005). Relationship between autonomic dysfunction, insulin resistance and hypertension, in diabetes. *Nutr Metab Cardiovasc Dis, 15*(6), 441-449.
Gadalla T, Piran N. (2007). Co-occurrence of eating disorders and alcohol use disorders in women: a meta analysis.*Arch Womens Ment Health*, 10(4):133-40.
Garner, D. M., Garfinkel, P. E., Schwartz, D., & Thompson, M. (1980). Cultural expectations of thinness in women. *Psychol Rep, 47*(2), 483-491.
Gasparini, L., Netzer, W. J., Greengard, P., & Xu, H, (2002). Does insulin dysfunction play a role in Alzheimer's disease? *Trends Pharmacol Sci, 23*(6), 288-293.
Gautier, J. F., Del Parigi, A., Chen, K., Salbe, A. D., Bandy, D., Pratley, R. E., et al. (2001). Effect of satiation on brain activity in obese and lean women. *Obes Res, 9*(11), 676-684.
Geliebter, A., & Aversa, A. (2003). Emotional eating in overweight, normal weight, and underweight individuals. *Eat Behav, 3*(4), 341-347.
Gerozissis, K. (2003). Brain insulin: regulation, mechanisms of action and functions. *Cell Mol Neurobiol, 23*(1), 1-25.
Ghaderi, A. (2003). Structural modeling analysis of prospective risk factors for eating disorder. *Eat Behav, 3*, 387-396.
Gibbs, J., Young, R. C., & Smith, G. P. (1973). Cholecystokinin decreases food intake in rats. *J Comp Physiol Psychol, 84*(3), 488-495.
Godart, N. T., Curt, F., Perdereau, F., Lang, F., Venisse, J. L., Halfon, O., et al. (2005). [Are anxiety or depressive disorders more frequent among one of the anorexia or bulimia nervosa subtype?]. *Encephale, 31*(3), 279-288.
Godart, N. T., Perderau, F., Curt, F., Lang, F., Venisse, J. L., Halfon, O., et al. (2004). Predictive factors of social disability in anorexic and bulimic patients. *Eating Weight Disord, 9*, 249-257.
Goldfield, G. S., & Legg, C. (2005). Dietary restraint, anxiety, and the relative reinforcing value of snack food in non-obese women.
Gordon, C. M., Dougherty, D. D., Rauch, S. L., Emans, S. J., Grace, E., Lamm, R., et al. (2000). Neuroanatomy of Human Appetitive Function: A positron emission tomography investigation. *Int J Eat Disord, 27*, 163-171.

Graber, J. A., & Brooks-Gunn, J. (2001). Co-occurring eating and depressive problems: an 8-year study of adolescent girls. *Int J Eat Disord, 30*(1), 37-47.
Grawe, K. (1998). *Psychologische Therapie*. Göttingen: Hogrefe.
Grawe, K. (2004). *Neuropsychotherapie*. Göttingen: Hogrefe.
Gross, J. J., & Levenson, R. W. (1997). Hiding feelings: the acute effects of inhibiting negative and positive emotion. *J Abnorm Psychol, 106*(1), 95-103.
Hariri, A. R., Mattay, V. S., Tessitore, A., Fera, F., & Weinberger, D. R. (2003). Neocortical modulation of the amygdala response to fearful stimuli. *Biol Psychiatry, 53*(6), 494-501.
Harpaz-Rotem, I., Leslie, D. L., Martin, A., & Rosenheck, R. A. (2005). Changes in child and adolescent inpatient psychiatric admission diagnoses between 1995 and 2000. *Soc Psychiatry Psychiatr Epidemiol, 40*(8), 642-647.
Harvey, J., Shanley, L. J., O'Malley, D., & Irving, A. J. (2005). Leptin: a potential cognitive enhancer? *Biochem Soc Trans, 33*(Pt 5), 1029-1032.
Hayaki, J., & Brownell, K. D. (1996). Behavior change in practice: group approaches. *Int J Obes, 20*, S27-S30.
Haynes, C., Lee, M. D., & Yeomans, M. R. (2003). Interactive effects of stress, dietary restraint, and disinhibition on appetite. *Eat Behav, 4*, 369-383.
Heatherton, T. F., Herman, C. P., & Polivy, J. (1991). Effects of physical threat and ego threat on eating behavior. *J Pers Soc Psychol, 60*(1), 138-143.
Herman, C. P., & Polivy, J. (1975). Anxiety, restraint, and eating behavior. *J Abnormal Psychology, 84*, 666-672.
Herman, C. P., & Polivy, J. (1984). A boundary model for the regulation of eating. *Res Publ Assoc Res Nerv Ment Dis, 62*, 141-156.
Herrmann, C., Buss, U., & Snaith, R. P. (1995). *Hospital Anxiety and Depression Scale - Deutsche Version (HADS-D)*. Bern: Hans Huber.
Herzog, D. B. (1984). Are anorexic and bulimic patients depressed? *Am J Psychiatry, 141*(12), 1594-1597.
Hibscher, J. A., & Herman, C. P. (1977). Obesity, dieting, and the expression of "obese" characteristics. *J Comp Physiol Psychol, 91*, 374-380.
Hill, A. J., & Pallin, V. (1998). Dieting awareness and low self-worth: related issues in 8-year-old girls. *Int J Eat Disord, 24*(4), 405-413.
Hinrichsen, H., Waller, G., & van Gerko, K. (2005). Social anxiety and agoraphobia in the eating disorders: Associations with eating attitudes and behaviours. *Eat Behav, 5*, 285-290.
Hinrichsen, H., Wright, F., Waller, G., & Meyer, C. (2003). Social anxiety and coping strategies in the eating disorders. *Eat Behav, 4*(2), 117-126.
Horchner, R., Tuinebreijer, W. E., Kelder, H., & van Urk, E. (2002). Coping behavior and loneliness among obese patients. *Obes Surg, 12*(6), 864-868.
Horowitz, M. J., Znoj, H. J., & Stinson, C. (1996). Defensive control processes for coping with excessively emotional states of mind. In M. Zeidner & N. Endler (Eds.), *Handbook of Coping: Theory, Research, Applications* (pp. 532-553). New York: Wiley.
Hoshikawa, Y., & Yamamoto, Y. (1997). Effects of Stroop color-word conflict test on the autonomic nervous system responses. *Am J Physiol, 272*(3 Pt 2), H1113-1121.
Hughes, M. L., Hamill, M., van Gerko, K., Lockwood, R., & Waller, G. (2005). The relationship between different levels of cognition and behavioural symptoms in the eating disorders. *Eat Behav, in press*.
Isnard, P., Michel, G., Frelut, M. L., Vila, G., Falissard, B., Naja, W., et al. (2003). Binge eating and psychopathology in severely obese adolescents. *Int J Eat Disord, 34*(2), 235-243.
James, W. (1884). What is an emotion? *Mind, 9*, 188-205.
Jeffery, R. W. (2004). How can Health Behavior Theory be made more useful for intervention research? *Int J Behav Nutr Phys Activity, 1*, 10-15.
Johansson, L., Ghaderi, A., & Andersson, G. (2004). The role of sensitivity to external food cues in attentional allocation to food words on dot probe and Stroop tasks. *Eat Behav, 5*, 261-271.
Kagan, D. M., & Squires, R. L. (1984). Eating disorders among adolescents: patterns and prevalence. *Adolescence, 19*(73), 15-29.

Kagan, D. M., & Squires, R. L. (1985). Measuring nonpathological compulsiveness. *Psychol Rep, 57*(2), 559-563.
Kahn, R., Buse, J., Ferrannini, E., & Stern, M. (2005). The metabolic syndrome: time for a critical appraisal. *Diabetologia, 48*, 1684-1699.
Kälin, W. (1995). *Deutsche 24-Item Kurzform des "Coping Inventory for Stressful Situations" (CISS) von S. Endler & D.A. Parker*. Bern: Universität, Institut für Psychologie.
Kälin, W., & Semmer, N. K. (2001). *Skala zu Palliativem Coping*. Bern: Universität, Institut für Psychologie.
Kanfer, F. H., & Hagerman, S. (1981). The role of self-regulation. In L. P. Rehm (Ed.), *Behavior therapy for depression: present status and future directions* (Vol. 659-686). New York: Academic Press.
Kanfer, F. H., & Hagerman, S. (1985). Behavior therapy and the information-processing paradigm. In S. Reiss & B. R.R. (Eds.), *Theoretical issues in behavior therapy* (pp. 3-33). New York: Academic Press.
Kanfer, F. H., Reinecker, H., & Schmelzer, D. (2000). *Selbstmanagement-Therapie - Ein Lehrbuch für die klinische Praxis* (Vol. 3. Auflage). Berlin: Springer.
Karhunen, L. J., Vanninen, E. J., Kuikka, J. T., Lappalainnen, R. I., Tiihonen, J., & Uusitupa, M. I. (2000). Regional cerebral blood flow during exposure to food in obese binge eating women. *Psychiatr Res, Neuroimaging Section 99*, 29-42.
Kennedy, G. C. (1953). The role of depot fat in the hypothalamic control of food intake in the rat. *Proc R Soc Lond B Biol Sci, 140*(901), 578-596.
Kiefer, F., Jahn, H., Schick, M., & Wiedemann, K. (2002). Alcohol self-administration, craving and HPA-axis activity: an intriguing relationship. *Psychopharmacology (Berl), 164*(2), 239-240.
Kiefer, F., & Wiedemann, K. (2004). Neuroendocrine pathways of addictive behaviour. *Addict Biol, 9*(3-4), 205-212.
Killgore, W. D., Young, A. D., Femia, L. A., Bogorodzki, P., Rogowska, J., & Yurgelun-Todd, D. A. (2003). Cortical and limbic activation during viewing of high- versus low-calorie foods. *Neuroimage, 19*(4), 1381-1394.
Kjelsas, E., Bjornstrom, C., & Gotestam, K. G. (2004). Prevalence of eating disorders in female and male adolescents (14-15 years). *Eat Behav, 5*(1), 13-25.
Koepp, W., Blum, W. F., & von Prittwitz, S. (1998). Serum leptin and body weight in females with anorexia and bulimia nervosa. *Horm Metab Res, 30*, 272 275.
Kraus, T., Reulbaoh, U., Bayerlein, K., Mugele, B., Hillemacher, T., Sperling, W., et al. (2004). Leptin is associated with craving in females with alcoholism. *Addict Biol, 9*(3-4), 213-219.
Kurth, C. L., Krahn, D. D., Nairn, K., & Drewnowski, A. (1995). The severity of dieting and bingeing behaviors in college women: interview validation of survey data. *J Psychiatr Res, 29*(3), 211-225.
Laederach-Hofmann, K., Isenschmid, B., Rytz, T., Von Aarburg, F., & R., P.-H. (1998). *Treating of Eating Disorders in In- and Outpatient Setting of an University Hospital: The Example of Obesity, Bulimia, and Anorexia Treating at the Inselspital in Berne*.
Laederach-Hofmann, K., Mussgay, L., & Ruddel, H. (2000). Autonomic cardiovascular regulation in obesity. *J Endocrinol, 164*(1), 59-66.
Laederach-Hofmann, K., Stanga, Z., & Sterchi, A. (2002). *Interdepartementales Adipositasprogramm*.Unpublished manuscript, Bern.
Laessle, R. (2003). Essstörungen. In H. Reinecker (Ed.), *Lehrbuch der klinischen Psychologie und Psychotherapie* (pp. 357-396). Göttingen: Hogrefe.
Laessle, R. G., Uhl, H., & Lindel, B. (2001a). Parental influences on eating behavior in obese and nonobese preadolescents. *Int J Eat Disord, 30*(4), 447-453.
Laessle, R. G., Uhl, H., Lindel, B., & Muller, A. (2001b). Parental influences on laboratory eating behavior in obese and non-obese children. *Int J Obes Relat Metab Disord, 25 Suppl 1*, S60-62.
Langhans, W. (2005). Wie lenkt uns unser Körper? Die Rolle von Hunger und Sättigung. In Erbersdobler, Heseker & Wolfram (Eds.), *Adipositas- eine Herausforderung fürs Leben?* Stuttgart: Wissenschaftl. Verlagsgesellschaft mbH.

Lattimore, P., & Caswell, N. (2004). Differential effects of active and passive stress on food intake in restrained and unrestrained eaters. *Appetite, 42*(2), 167-173.
Lattimore, P., & Maxwell, L. (2004). Cognitive load, stress, and disinhibited eating. *Eat Behav, 5*, 315-324.
Latzer, Y., & Hochdorf, Z. (2005). A review of suicidal behavior in anorexia nervosa. *ScientificWorldJournal, 5*, 820-827.
Laux, L., & Weber, H. (1993). *Emotionsbewältigung und Selbstdarstellung.* Stuttgart: W. Kohlhammer.
Lazarus, R. S. (1991). Progress on a cognitive-motivational-relational theory of emotion. *Am Psychol, 46*(8), 819-834.
Lazarus, R. S., & Folkman, S. (1984). *Stress, appraisal, and coping.* New York: Springer.
Legenbauer, T., Vogele, C., & Ruddel, H. (2004). Anticipatory effects of food exposure in women diagnosed with bulimia nervosa. *Appetite, 42*(1), 33-40.
Levine, S., & Coe, C. L. (1999). Veränderungen des endokrinen Systems und des Immunsystems durch psychosoziale Faktoren. In E. d. Psychologie (Ed.), *Psychoendokrinologie und Psychoimmunologie* (Vol. 3, pp. 435-468). Göttingen: Hogrefe.
Lowe, M. R. (1993). The effects of dieting on eating behavior: a three-factor model. *Psychol Bull, 114*(1), 100-121.
Lowe, M. R., & Timko, C. A. (2004). What a difference a diet makes: Towards an understanding of differences between restrained dieters and restrained nondieters. *Eat Behav, 5*, 199-208.
Macht, M., Haupt, C., & Ellgring, H. (2005). The perceived function of eating is changed during examination stress: a field study. *Eat Behav, 6*(2), 109-112.
Matsumoto, T., Miyawaki, T., Ue, H., Kanda, T., Zenji, C., & Moritani, T. (1999). Autonomic responsiveness to acute cold exposure in obese and non-obese young women. *Int J Obes Relat Metab Disord, 23*(8), 793-800.
Mazzeo, S. E., Saunders, R., & Mitchell, K. S. (2006). Gender and binge eating among bariatric surgery candidates. *Eat Behav, 7*, 47-52.
Melchionda, N., Besteghi, L., Di Domizio, S., Pasqui, F., Nuccitelli, C., Migliorini, S., et al. (2003). Cognitive behavioural therapy for obesity: one-year follow-up in a clinical setting. *Eat Weight Disord, 8*, 188-193.
Messerli-Bürgy, N., Znoj, H.J., Laederach, K. (2005). Ein neues Gesamtmodell zum Essverhalten: unveröffentlichtes Manuskript.
Meyer, C., & Waller, G. (1999). The Impact of Emotion upon Eating Behavior: The Role of Subliminal Visual Processing of Threat Cues. *Int J Eat Disord, 25*, 319-326.
Miller, J. L., Schmidt, L. A., Vaillancourt, T., McDougall, P., & Laliberte, M. (2006). Neuroticism and introversion: A risky combination for disordered eating among a non-clinical sample of undergraduate women. *Eat Behav, 7*, 69-78.
Mitmansgruber, H. (2003). *Kognition und Emotion: die Regulation von Gefühlen im Alltag und bei psychischen Störungen.* Bern: Hans Huber.
Monteleone, P., Bortolotti, F., Fabrazzo, M., La Rocca, A., Fuschino, A., & Maj, M. (2000). Plamsa leptin response to acute fasting and refeeding in untreated women with bulimia nervosa. *J Clin Endocrinol Metab, 85*(7), 2499-2503.
Nakai, Y., Hamagaki, S., Kato, S., Seino, Y., Takagi, R., & Kurimoto, F. (1999). Leptin in women with eating disorders. *Metabolism, 48*(2), 217-220.
Nederkoorn, C., Braet, C., Van Eijs, Y., Tanghe, A., & Jansen, A. (2005). Why obese children cannot resist food: The role of impulsivity. *Eat Behav, in press.*
Nederkoorn, C., & Jansen, A. (2002). Cue reactivity and regulation of food intake. *Eat Behav, 3*, 61-72.
NICE. (2004). *Eating disorder-core interventions in the treatment and management of anorexia nervosa, bulimia nervosa and related eating disorders. NICE Clinical Guideline no 9.* Retrieved Nov 9, 2004
Nisbett, R. E. (1972a). Eating behavior and obesity in men and animals. *Adv Psychosom Med, 7*, 173-193.
Nisbett, R. E. (1972b). Hunger, obesity, and the ventromedial hypothalamus. *Psychol Rev, 79*(6), 433-453.

Novak, V., Saul, J. P., & Eckberg, D. L. (1997). Task Force report on heart rate variability. *Circulation, 96*(3), 1056-1057.
Obici, S., Zhang, B. B., Karkanias, G., & Rossetti, L. (2002). Hypothalamic insulin signaling is required for inhibition of glucose production. *Nat Med, 8*(12), 1376-1382.
Oliver, G., Wardle, J., & Gibson, E. L. (2000). Stress and food choice: a laboratory study. *Psychosom Med, 62*(6), 853-865.
Palfai, T. P. (2002). Action-state orientation and the self-regulation of eating behavior. *Eat Behav, 3*, 249-259.
Park, C. R., Seeley, R. J., Craft, S., & Woods, S. C. (2000). Intracerebroventricular insulin enhances memory in a passive-avoidance task. *Physiol Behav, 68*(4), 509-514.
Patton, G. C. (1988). Mortality in eating disorders. *Psychol Med, 18*(4), 947-951.
Pelchat, M. L., Johnson, A., Chan, R., Valdez, J., & Ragland, J. D. (2004). Images of desire: food-craving activation during fMRI. *Neuroimage, 23*(4), 1486-1493.
Perrez, M., & Reicherts, M. (1992). *Stress, coping, and health. A situation-behavior approach. Theory, methods, applications*. Seattle: Hogrefe & Huber.
Petermann, F., & Häring, J. (2003). Elternschulung bei adipösen Kindern und Jugendlichen. In F. Petermann & V. Pudel (Eds.), *Übergewicht und Adipositas* (pp. 263-277). Göttingen: Hogrefe.
Phillips, M. L., Drevets, W. C., Rauch, S. L., & Lane, R. (2003). Neurobiology of emotion perception I: The neural basis of normal emotion perception. *Biol Psychiatry, 54*(5), 504-514.
Pirke, K. M. (1996). Central and peripheral noradrenalin regulation in eating disorders. *Psychiatry Res, 62*(1), 43-49.
Podar, I., Hannus, A., & Allik, J. (1999). Personality and affectivity characteristics associated with eating disorders: a comparison of eating disordered, weight-preoccupied, and normal samples. *J Pers Assess, 73*(1), 133-147.
Polivy, J., & Herman, C. P. (1999). Distress and eating: why do dieters overeat? *Int J Eat Disord, 26*(2), 153-164.
Pollmacher, T. (2002). [Leptin and psychiatric disorders]. *Nervenarzt, 73*(9), 897-902.
Pudel, V. (1986). Psychologie der Ernährung. *Monatsschrift für Kinderheilkunde, 134*, 393-396.
Pudel, V., & Westenhöfer, J. (1989). *Fragebogen zum Essverhalten (FEV)*. Göttingen: Hogrefe.
Pudel, V., & Westenhöfer, J. (1998). *Ernährungspsychologie - eine Einführung* (Vol. 2. überarb. und erw. Auflage). Göttingen: Hogrefe.
Puhl, R. M., & Brownell, K. D. (2003). Ways of coping with obesity stigma: review and conceptual analysis. *Eat Behav, 4*, 53-78.
Puhl, R. M., & Schwartz, M. B. (2003). If you are good you can have a cookie: How memories of childhood food rules link to adult eating behaviors. *Eat Behav, 4*, 283-293.
Raynor, H. A., Niemeier, H. N., & Wing, R. R. (2006). Effect of limiting snack food variety on long-term senory-specific satiety and monotony during obesity treatment. *Eat Behav, 7*, 1-14.
Reas, D. L., Grilo, C. M., Masheb, R. M., & Wilson, G. T. (2005). Body checking and avoidance in overweight patients with binge eating disorder. *Int J Eat Disord, 37*(4), 342-346.
Reich, G., Götz-Kühne, C., & Killius, U. (2004). *Essstörungen. Magersucht, Bulimie, Binge Eating*. Stuttgart: Trias Verlag.
Robb, A. S., & Dadson, M. J. (2002). Eating disorders in males. *Child Adolesc Psychiatr Clin N Am, 11*(2), 399-418, xi.
Rodin, J. (1981). Current status of the internal-external hypothesis for obesity: what went wrong? *Am Psychol, 36*(4), 361-372.
Rodriguez-Cano, T., Beato-Fernandez, L., & Belmonte-Llario, A. (2005). New contributions to the prevalence of eating disorders in Spanish adolescents: detection of false negatives. *Eur Psychiatry, 20*(2), 173-178.
Rofey, D. L., Corcoran, K. J., & Tran, G. Q. (2004). Bulimic symptoms and mood predict food relevant Stroop interference in women with troubled eating patterns. *Eat Behav, 5*(1), 35-45.
Rutledge, T., & Linden, W. (1998). To eat or not to eat: affective and physiological mechanisms in the stress-eating relationship. *J Behav Med, 21*(3), 221-240.

Ryan, D. H., Bray, G. A., Rossner, S., & Galasso, G. J. (1999). Conference report--obesity: new directions, June 27-29, 1998, Charleston, South Carolina. *Obes Res, 7*(3), 303-308.
Sandoval, D. A., & Davis, S. N. (2003). Leptin: metabolic control and regulation. *J Diabetes Complications, 17*(2), 108-113.
Sassaroli, S., Berelli, S., Decoppi, M., Crosina, M., Milos, G., & Ruggiero, G. M. (2005). Worry and eating disorders: A psychopathological association. *Eat Behav, 6,* 301-307.
Scalf-McIver, L., & Thompson, J. K. (1989). Family correlates of bulimic characteristics in college females. *J Clin Psychol, 45*(3), 467-472.
Schachter, S. (1968). Obesity and eating. Internal and external cues differentially affect the eating behavior of obese and normal subjects. *Science, 161*(843), 751-756.
Schachter, S. (1971). *Emotion, obesity, and crime.* New York: Academic Press.
Schachter, S., & Singer, J. E. (1962). Cognitive, social, and physiological determinants of emotional state. *Psychol Rev, 69,* 379-399.
Schaefer, S. M., Jackson, D. C., Davidson, R. J., Aguirre, G. K., Kimberg, D. Y., & Thompson-Schill, S. L. (2002). Modulation of amygdalar activity by the conscious regulation of negative emotion. *J Cogn Neurosci, 14*(6), 913-921.
Scherer, K. R. (1984). On the nature and function of emotion: A component process approach. In K. R. Scherer & P. Ekman (Eds.), *Approaches to emotion* (pp. 293-317). Hillsdale, NJ: Erlbaum.
Schneider, M. (2003). Bulimia nervosa and binge-eating disorder in adolescents. *Adolesc Med, 14*(1), 119-131.
Schupak-Neuberg, E., & Nemeroff, C. J. (1993). Disturbances in identity and self-regulation in bulimia nervosa: implications for a metaphorical perspective of "body as self". *Int J Eat Disord, 13*(4), 335-347.
Schwartz, M. W., Figlewicz, D. P., Baskin, D. G., Woods, S. C., & Porte, D., Jr. (1992). Insulin in the brain: a hormonal regulator of energy balance. *Endocr Rev, 13*(3), 387-414.
Schwartz, M. W., Peskind, E., Raskind, M., Boyko, E. J., & Porte, D., Jr. (1996). Cerebrospinal fluid leptin levels: relationship to plasma levels and to adiposity in humans. *Nat Med, 2*(5), 589-593.
Schwartz, M. W., Woods, S. C., Porte, D., Jr., Seeley, R. J., & Baskin, D. G. (2000). Central nervous system control of food intake. *Nature, 404*(6778), 661-671.
Schwenkmezger, P., Hodapp, V., & Spielberger, C. D. (1992). *Das State-Trait-Ärgerausdrucks-Inventar STAXI.* Bern: Hans Huber.
Semmer, N., Tschan, F., & Schade, V. (1991). *Umgang mit Stress.* Bern: Universität, Institut für Psychologie.
Shapiro, J. R., & Anderson, D. A. (2005). Counterregulatory eating behavior in multiple item test meals. *Eat Behav, 6*(2), 169-178.
Sjostrom, L., Lindroos, A. K., Peltonen, M., Torgerson, J., Bouchard, C., Carlsson, B., et al. (2004). Lifestyle, diabetes, and cardiovascular risk factors 10 years after bariatric surgery. *N Engl J Med, 351*(26), 2683-2693.
Smith, C. A., & Kirby, L. D. (2001). Toward delivering on the promise of appraisal theory. In K. R. Scherer, A. Schorr & T. Johnstone (Eds.), *Appraisal processes in emotion* (pp. 121-140). New York: Oxford University Press.
Smith, C. A., & Lazarus, R. S. (1990). Emotion and adaptation. In L. A. Pervin (Ed.), *Handbook of personality: Theory and Research* (pp. 609-637). New York: Guilford.
Stice, E., Killen, J. D., Hayward, C., & Taylor, C. B. (1998). Support for the continuity hypothesis of bulimic pathology. *J Consult Clin Psychol, 66*(5), 784-790.
Stormark, K. M., & Torkildsen, O. (2004). Selective processing of linguistic and pictorial food stimuli in females with anorexia and bulimia nervosa. *Eat Behav*(5), 27-33.
Stroebe, W. (2002). Übergewicht als Schicksal? Die kognitive Steuerung des Essverhaltens. *Psychol Rundschau, 53,* 14-22.
Stunkard, A. J., & Allison, K. C. (2003). Two forms of disordered eating in obesity: binge eating and night eating. *Int J Obes Relat Metab Disord, 27*(1), 1-12.

Stunkard, A. J., Fernstrom, M. H., Price, R. A., Buss, E., Frank, E. S., & Kupfer, D. J. (1991). Weight Change in Depression: Influence of "Disinhibition" is mediated by Body Mass and other Variables. *Psychiatry Res, 38*, 197-200.
Stunkard, A. J., & Messick, S. (1985). The three-factor eating questionnaire to measure dietary restraint, disinhibition and hunger. *J Psychosom Res, 29*(1), 71-83.
Stys, A., & Stys, T. (1998). Current clinical applications of heart rate variability. *Clin Cardiol, 21*(10), 719-724.
Tanofsky-Kraff, M., Wilfley, D. E., & Spurrell, E. (2000). Impact of interpersonal and ego-related stress on restrained eaters. *Int J Eat Disord, 27*(4), 411-418.
Tataranni, P. A. (1998). From physiology to neuroendocrinology: a preappraisal of risk factos of body weight gain in humans. *Diabetes & Metabolism, 23*, 108-115.
Tataranni, P. A., Gautier, J. F., Chen, K., Uecker, A., Bandy, D., Salbe, A. D., et al. (1999). Neuroanatomical correlates of hunger and satiation in humans using positron emission tomography. *Proc Natl Acad Sci U S A, 96*, 4569-4574.
Tiggemann, M. (2004). Dietary restraint and self-esteem as predictors of weight gain over an 8-year time period. *Eat Behav, 5*, 251-259.
Timko, C. A., & Perone, J. (2005). Rigid and flexible control of eating behavior in a college population. *Eat Behav, 6*, 119-125.
Tordjman, S., Zittoun, C., Ferrari, P., Flament, M., & Jeammet, P. (1997). A comparative study of defense styles of bulimic, anorexic and normal females. *Isr J Psychiatry Relat Sci, 34*(3), 222-227.
Tracy, A. L., Jarrard, L. E., & Davidson, T. L. (2001). The hippocampus and motivation revisited: appetite and activity. *Behav Brain Res, 127*(1-2), 13-23.
Tuschen-Caffier, B., & Vogele, C. (1999). Psychological and physiological reactivity to stress: an experimental study on bulimic patients, restrained eaters and controls. *Psychother Psychosom, 68*(6), 333-340.
Wadden, T. A., & Foster, G. D. (2000). Behavioral treament of obesity. *Med Clin North Am, 84*, 441-461.
Waller, G., Babbs, M., Milligan, R., Meyer, C., Vartouhi, O., & Newman, L. (2003). Anger and Core Beliefs in the Eating Disorders. *Int J Eat Disord, 34*, 118-124.
Waller, G., Ohanian, V., Meyer, C., & Osman, S. (2000). Cognitive content among bulimic women. The role of core beliefs. *Int J Eat Disord, 28*, 235-241.
Wallis, D. J., & Hetherington, M. M. (2004). Stress and eating: the effects of ego-threat and cognitive demand on food intake in restrained and emotional eaters. *Appetite, 43*(1), 39-46.
Wardle, J., Steptoe, A., Oliver, G., & Lipsey, Z. (2000). Stress, dietary restraint and food intake. *J Psychosom Res, 48*(2), 195-202.
Wegner, D. M., & Erber, R. (1993). The hyperaccessibility of suppressed thoughts. *J Pers Soc Psychol, 63*, 903-912.
Wegner, D. M., & Pennebaker, J. M. (1993). *Handbook of mental control*. Englewood Cliffs, NJ: Prentice Hall.
Weidmann, P. (1981). Pressor factors and cardiovascular pressor reponsiveness in essential hypertension. *Int J Obes, 5 suppl 1*, 51-67.
Westenhoefer, J., & Pudel, V. (1990). Einstellungen der deutschen Bevölkerung zum Essen. *Ernährungsumschau, 37*, 311-316.
Westenhoefer, J., Pudel, V., Maus, N., & Schlaf, G. (1987). Das kollektive Diätverhalten deutscher Frauen als Risikofaktor für Essstörungen. *Aktuelle Ernährungsmedizin, 32*, 74-79.
Westenhoefer, J., Stunkard, A. J., & Pudel, V. (1999). Validation of the flexible and rigid control dimensions of dietary restraint. *Int J Eat Disord, 26*(1), 53-64.
Westenhoefer, J., von Falck, B., Stellfeldt, A., & Fintelmann, S. (2004). Behavioural correlates of successful weight reduction over 3 y. Results from the Lean Habits Study. *Int J Obes Relat Metab Disord, 28*(2), 334-335.
Westenhoefer, J. (2001). [Self-control, stimulus control, relapse prevention. Behavior therapy helps in weight reduction]. *MMW Fortschr Med, 143*(42), 43-45.
Westenhöfer, J. (1992). *Gezügeltes Essen und Störbarkeit des Essverhaltens*. Göttingen: Hogrefe.

Whitehouse, A. M., Cooper, P. J., Vize, C. V., Hill, C., & Vogel, L. (1992). Prevalence of eating disorders in three Cambridge general practices: hidden and conspicuous morbidity. *Br J Gen Pract, 42*(355), 57-60.

Williams, G., Bing, C., Cai, X. J., Harrold, J. A., King, P. J., & Liu, X. H. (2001). The hypothalamus and the control of energy homeostasis: different circuits, different purposes. *Physiol Behav, 74*(4-5), 683-701.

Williamson, D. A., Womble, L. G., Smeets, M. A., Netemeyer, R. G., Thaw, J. M., Kutlesic, V., et al. (2002). Latent structure of eating disorder symptoms: a factor analytic and taxometric investigation. *Am J Psychiatry, 159*(3), 412-418.

Wilson, G. T., & Shafran, R. (2005). Eating disorders guidelines from NICE. *Lancet, 365*(9453), 79-81.

Woods, S. C., Lotter, E. C., McKay, L. D., & Porte, D., Jr. (1979). Chronic intracerebroventricular infusion of insulin reduces food intake and body weight of baboons. *Nature, 282*(5738), 503-505.

Woods, S. C., Schwartz, M. W., Baskin, D. G., & Seeley, R. J. (2000). Food intake and the regulation of body weight. *Annu Rev Psychol, 51*, 255-277.

Woods, S. C., Stein, L. J., McKay, L. D., & Porte, D., Jr. (1984). Suppression of food intake by intravenous nutrients and insulin in the baboon. *Am J Physiol, 247*(2 Pt 2), R393-401.

Woodside, D. B., Garfinkel, P.E., Lin E., Goering, P., Kaplan, A.S.; Goldbloom, D.S., Kennedy, S.H. (2001). Comparisons of men with full or partial eating disorders, men without eating disorders, and women with eating disorders in the community. *Am J Psychiatry, 158*(4), 570-574.

World Health Organization (1993). *The ICD-10 classification of mental and behavioural disorders: diagnostic criteria for research.* Geneva.

Yager, J., Rorty, M., & Rossotto, E. (1995). Coping styles differ between recovered and nonrecovered women with bulimia nervosa, but not between recovered women and non-eating disordered control participants. *J Nerv Ment Dis, 183*, 86-94.

Zhang, Y., Proenca, R., Maffei, M., Barone, M., Leopold, L., & Friedman, J. M. (1994). Positional cloning of the mouse obese gene and its human homologue. *Nature, 372*(6505), 425-432.

Zhao, W., Chen, H., Xu, H., Moore, E., Meiri, N., Quon, M. J., et al. (1999). Brain insulin receptors and spatial memory. Correlated changes in gene expression, tyrosine phosphorylation, and signaling molecules in the hippocampus of water maze trained rats. *J Biol Chem, 274*(49), 34893-34902.

Zhao, W. Q., & Alkon, D. L. (2001). Role of insulin and insulin receptor in learning and memory. *Mol Cell Endocrinol, 177*(1-2), 125-134.

Zigmond, A. S., & Snaith, R. P. (1983). The hospital anxiety and depression scale. *Acta Psychiatr Scand, 67*(6), 361-370.

Znoj, H. J. (Ed.). (2000). *Konsistenzsicherung durch emotionale Regulationsprozesse: Entwicklung und kontextbezogene Validierung eines Beobachtungsinstrumentes und eines Fragebogens zur Theorie der emotionalen Kontrolle.* Bern; Institut für Psychologie, Universität Bern.

Znoj, H. J., & Grawe, K. (2000). The control of unwanted states and psychological health: Consistency safeguards. In A. Grob & W. Perrig (Eds.), *Control of Human Behaviour, Mental Processes and Awareness* (pp. 263-282). New York: Lawrence Erlbaum.

Anhang

Das Essverhalten

Tabellen

Das Essverhalten

Tab. 27 B Pearsonkorrelationen zwischen den Skalen der Metafaktoren emotionale Vulnerabilität und essverhaltensspezifische Vulnerabilität

		Essstörungsspezifische Vulnerabilität											emotionale Vulnerabilität								
		IEG2	FEV2	FEV3	IEG5	IEG17	IEG3	IEG11	IEG4	IEG12	ER5	ER3	ER4	HADSA	HADSD	NEON	IEG20	IEG21	IEG23	AI	CISS2
IEG2	r	1	0.76**	0.78**	0.67**	0.62**	0.51**	0.49**	0.33**	0.37**	0.15**	0.03	0.21**	0.19**	0.13**	0.25**	0.14*	0.04	0.11	0.06	0.19**
	N		258	258	258	217	258	258	258	257	252	252	252	258	258	256	253	253	252	256	254
FEV2	r		1	0.70**	0.76**	0.64**	0.40**	0.31**	0.20**	0.26**	0.14**	0.05	0.19**	0.14**	0.16**	0.26**	0.15**	0.01	0.12*	0.08	0.20**
	N			361	361	233	274	274	274	257	277	277	277	359	359	280	269	269	268	355	278
FEV3	r			1	0.62**	0.51**	0.31**	0.49**	0.29**	0.33**	0.15**	0.03	0.21**	0.09	0.11*	0.26**	0.11	-0.03	0.13*	0.01	0.27**
	N				361	233	274	274	274	257	277	277	277	359	359	280	269	269	268	355	278
IEG5	r				1	0.60**	0.28**	0.39**	0.33**	0.29**	0.22**	0.11	0.26**	0.18	0.15**	0.37**	0.22**	0.04	0.20**	0.12*	0.31**
	N					274	274	274	274	257	268	268	268	274	274	272	269	269	268	355	278
IEG17	r					1	0.17**	0.25**	-0.01	0.32**	0.25**	0.11	0.29**	0.30**	0.17**	0.37**	0.28**	0.23**	0.38**	0.24**	0.28**
	N						233	233	233	216	228	228	228	233	233	232	233	233	232	232	270
IEG3	r						1	0.16**	0.34**	0.15**	0.02	0.01	0.04	-0.005	0.01	0.02	0.02	0.07	0.01	0.07	0.08
	N							274	274	257	268	268	268	274	274	272	269	269	268	272	270
IEG11	r							1	0.29**	0.2**	0.07	-0.09	0.21**	0.04	0.08	0.12*	0.01	-0.05	-0.02	-0.06	0.13**
	N								274	257	268	268	268	274	274	272	269	269	268	272	270
IEG4	r								1	0.07	0.06	0.02	0.11	-0.08	-0.12*	-0.01	-0.08	-0.07	-0.05	-0.1	0.06
	N									257	268	268	268	274	274	272	269	269	268	272	270
IEG12	r									1	0.18**	0.14*	0.19**	0.23**	0.13**	0.26**	0.17**	0.07	0.21**	0.12*	0.17**
	N										251	251	251	257	257	255	252	252	252	255	253
ER5	r										1	0.82**	0.86**	0.52**	0.35**	0.54**	0.43**	0.22**	0.41**	0.31**	0.45**
	N											277	277	277	277	274	263	263	262	274	273
ER3	r											1	0.45**	0.36**	0.30**	0.39**	0.32**	0.18**	0.33**	0.30**	0.33**
	N												277	277	277	274	263	263	262	274	273
ER4	r												1	0.48**	0.27**	0.49**	0.37**	0.16**	0.35**	0.19**	0.40**
	N													277	277	274	263	263	262	274	273
HADSA	r													1	0.61**	0.63**	0.39**	0.28**	0.52**	0.35**	0.46**
	N														359	280	269	269	268	355	278
HADSD	r														1	0.44**	0.41**	0.14**	0.32**	0.36**	0.28**
	N															280	269	269	268	355	278
NEON	r															1	0.46**	0.23**	0.59**	0.46**	0.66**
	N																268	268	267	279	277
IEG20	r																1	0.32**	0.49**	0.37**	0.35**
	N																	269	268	268	267
IEG21	r																	1	0.37**	0.29**	0.18**
	N																		268	268	267
IEG23	r																		1	0.41**	0.46**
	N																			267	266
AI	r																			1	0.41**
	N																				277
CISS2	r																				1
	N																				278

Tab. 29 B1 Pearsonkorrelationen zwischen den Skalen der Metafaktoren Ressourcenpotential und essstörungsspezifischer Vulnerabilität

		Esstörungsspezifische Vulnerabilität									Ressourcenpotential			
		IEG2	FEV2	FEV3	IEG5	IEG17	IEG3	IEG11	IEG4	IEG12	AC	NEOG	CISS1	CISS6
IEG2	r	1	0.76**	0.78**	0.67**	0.62**	0.51**	0.49**	0.33**	0.37**	-0.15*	-0.24**	-0.14*	-0.22**
	N	258	258	258	258	217	258	258	258	257	256	256	254	256
FEV2	r		1	0.70**	0.76**	0.64**	0.40**	0.31**	0.20**	0.26**	-0.09	-0.24**	-0.18**	-0.24**
	N		361	361	274	233	274	274	274	257	355	280	278	280
FEV3	r			1	0.62**	0.51**	0.31**	0.49**	0.29**	0.33**	-0.10	-0.27**	-0.17**	-0.27**
	N			361	274	233	274	274	274	257	355	280	278	280
IEG5	r				1	0.60**	0.28**	0.39**	0.33**	0.29**	-0.15*	-0.24**	-0.12*	-0.26**
	N				274	233	274	274	274	257	272	272	270	272
IEG17	r					1	0.17**	0.25**	-0.01	0.32**	-0.10	-0.19**	-0.10	-0.24**
	N					233	233	233	233	216	232	232	232	233
IEG3	r						1	0.16**	0.34**	0.15*	0.02	-0.08	0.01	-0.03
	N						274	274	274	257	272	272	270	272
IEG11	r							1	0.29**	0.2**	-0.09	-0.15	-0.11	-0.16**
	N							274	274	257	272	272	270	272
IEG4	r								1	0.07	-0.08	-0.10	0.02	-0.04
	N								274	257	272	272	270	272
IEG12	r									1	-0.14*	-0.15*	-0.06	-0.19**
	N									257	255	255	253	255
AC	r										1	0.35**	0.36**	0.53**
	N										355	279	277	279
NEOG	r											1	0.47**	0.32**
	N											280	277	279
CISS1	r												1	0.42**
	N												278	278
CISS6	r													1
	N													280

**p< 0.01   *p< 0.05

Tab. 29 B2 Pearsonkorrelationen zwischen den Skalen der Metafaktoren Vermeidung und essstörungsspezifischer Vulnerabilität

		Essstörungsspezifische Vulnerabilität											Vermeidung		
		IEG2	FEV2	FEV3	IEG5	IEG17	IEG3	IEG11	IEG4	IEG12	CISS3	CISS4	CISS5
IEG2	r	1	0.76**	0.78**	0.67***	0.62**	0.51**	0.49**	0.33**	0.37**	0.23**	0.06	0.28**
	N	258	258	258	258	217	258	258	258	257	254	254	255
FEV2	r		1	0.70**	0.76**	0.64**	0.40**	0.31**	0.20**	0.26**	0.21**	0.007	0.30**
	N		361	361	274	233	274	274	274	257	278	278	279
FEV3	r			1	0.62**	0.51**	0.31**	0.49**	0.29**	0.33**	0.22**	0.05	0.28**
	N			361	274	233	274	274	274	257	278	278	279
IEG5	r				1	0.60**	0.28**	0.39**	0.33**	0.29**	0.34**	0.1	0.41**
	N				274	233	274	274	274	257	270	270	271
IEG17	r					1	0.17**	0.25**	-0.01	0.32**	0.17**	0.03	0.22**
	N					233	233	233	233	216	232	232	233
IEG3	r						1	0.16**	0.34**	0.15*	0.09	0.001	0.13*
	N						274	274	274	257	270	270	271
IEG11	r							1	0.29**	0.2**	0.17**	0.12*	0.15**
	N							274	274	257	270	270	271
IEG4	r								1	0.07	0.14*	0.05	0.16**
	N								274	257	270	270	271
IEG12	r									1	0.09	-0.003	0.14*
	N									257	253	253	254
CISS3	r										1	0.76**	0.89**
	N										278	278	278
CISS4	r											1	0.39**
	N											278	278
CISS5	r												1
	N												279

**p< 0.01   *p< 0.05

Das Essverhalten

Tab. 29 B3 Pearsonkorrelationen zwischen den Skalen der Metafaktoren erfolgreiche Emotionsregulation und essstörungsspezifischer Vulnerabilität

		Essstörungsspezifische Vulnerabilität								erfolgreiche Emotionsregulation			
		IEG2	FEV2	FEV3	IEG5	IEG17	IEG3	IEG11	IEG4	IEG12	ER1	ER2	NEOE	NEOO
IEG2	r	1	0.76**	0.78**	0.67**	0.62**	0.51**	0.49**	0.33**	0.37**	-0.19**	0.05	-0.01	0.05
	N	258	258	258	258	217	258	258	258	257	252	252	256	256
FEV2	r		1	0.70**	0.76**	0.64**	0.40**	0.31**	0.20**	0.26**	-0.21**	0.01	-0.02	0.02
	N		361	361	274	233	274	274	274	257	277	277	280	280
FEV3	r			1	0.62**	0.51**	0.31**	0.49**	0.29**	0.33**	-0.20**	0.04	-0.03	0.002
	N			361	274	233	274	274	274	257	277	277	280	280
IEG5	r				1	0.60**	0.28**	0.39**	0.33**	0.29**	-0.14*	0.07	-0.04	0.06
	N				274	233	274	274	274	257	268	268	272	272
IEG17	r					1	0.17**	0.25**	-0.01	0.32**	-0.26**	0.09	-0.06	0.006
	N					233	233	233	233	216	228	228	232	232
IEG3	r						1	0.16**	0.34**	0.15*	-0.09	-0.05	-0.03	-0.02
	N						274	274	274	257	268	268	272	272
IEG11	r							1	0.29**	0.2**	-0.07	0.1	0.02	0.19**
	N							274	274	257	268	268	272	272
IEG4	r								1	0.07	0.14*	0.1	0.01	0.05
	N								274	257	268	268	272	272
IEG12	r									1	-0.13*	0.002	-0.09	0.07
	N									257	251	251	255	255
ER1	r										1	0.48**	0.27**	0.03
	N										277	277	274	274
ER2	r											1	0.29**	0.18**
	N											277	274	274
NEOE	r												1	0.06
	N												280	280
NEOO	r													1
	N													280

**p< 0.01
*p< 0.05

Tab. 31 B Pearsonkorrelationen zwischen den Skalen der Metafaktoren Ressourcenpotential und emotionale Vulnerabilität

| | | ER3 | ER4 | ER5 | emotionale Vulnerabilität | | | | | | | | Ressourcenpotential | | | |
					HADSA	HADSD	NEON	IEG20	IEG23	AI	CISS2	AC	NEOG	CISS1	CISS6
ER3	r	1	0.45**	0.82**	0.36**	0.30**	0.39**	0.32**	0.33**	0.30**	0.33**	-0.006	-0.16**	-0.08	-0.12*
	N	277	277	277	277	277	274	263	262	274	273	274	274	273	274
ER4	r		1	0.86**	0.48**	0.27**	0.49**	0.37**	0.35**	0.19**	0.40**	-0.17**	-0.24**	-0.19**	-0.33**
	N		277	277	277	277	274	263	262	274	273	274	274	273	274
ER5	r			1	0.52**	0.35**	0.54**	0.43**	0.41**	0.31**	0.45**	-0.10	-0.23**	-0.15**	-0.28**
	N			277	277	277	274	263	262	274	273	274	274	273	274
HADSA	r				1	0.61**	0.63**	0.39**	0.52**	0.35**	0.46**	-0.16**	-0.18**	-0.10	-0.29**
	N				359	359	280	269	268	355	278	355	280	278	280
HADSD	r					1	0.44**	0.41**	0.32**	0.36**	0.28**	-0.05	-0.23**	-0.07	-0.19**
	N					359	280	269	268	355	278	355	280	278	280
NEON	r						1	0.46**	0.59**	0.46**	0.66**	-0.20**	-0.30**	-0.24**	-0.41**
	N						280	268	267	279	277	279	280	277	279
IEG20	r							1	0.49**	0.37**	0.35**	0.02	-0.13*	-0.08	-0.22**
	N							269	268	268	267	268	268	267	269
IEG23	r								1	0.41**	0.46**	-0.05	-0.23**	-0.11	-0.23**
	N								268	267	266	267	267	266	268
AI	r									1	0.41**	0.17**	-0.09	-0.004	-0.06
	N									355	277	355	279	277	279
CISS2	r										1	-0.24**	-0.34**	-0.29**	-0.42**
	N										278	277	277	278	278
AC	r											1	0.35**	0.36**	0.53**
	N											355	279	277	279
NEOG	r												1	0.47**	0.32**
	N												280	277	279
CISS1	r													1	0.42**
	N													278	278
CISS6	r														1
	N														280

**p< 0.01
*p< 0.05

Tab. 33 B Pearsonkorrelationen zwischen kognitiver Kontrolle im Essverhalten und essstörungsspezifischer Vulnerabilität.

		IEG2	FEV2	FEV3	IEG5	IEG7	IEG3	IEG11	IEG4	IEG12	IEG7	IEG15	IEG18	FEV1	IEG19
				Essstörungsspezifische Vulnerabilität							**Kontrollversuche im Essverhalten**				
IEG2	r	1	0.76**	0.78**	0.67**	0.62**	0.51**	0.49**	0.33**	0.37**	-0.09	0.12	0.24**	-0.26**	-0.21**
	N		258	258	258	217	258	258	258	257	257	218	217	258	217
FEV2	r		1	0.70**	0.76**	0.64**	0.40**	0.31**	0.20**	0.26**	-0.07	0.19**	0.30**	-0.21**	-0.24**
	N			361	274	233	274	274	274	257	273	234	233	361	233
FEV3	r			1	0.62**	0.51**	0.31**	0.49**	0.29**	0.33**	-0.1	0.12	0.17**	-0.29**	-0.19**
	N				274	233	274	274	274	257	273	234	233	361	233
IEG5	r				1	0.60**	0.28**	0.39**	0.33**	0.29**	-0.07	0.22**	0.28**	-0.20**	-0.23**
	N					233	274	274	274	257	273	234	233	274	233
IEG17	r					1	0.17**	0.25**	-0.01	0.32**	0.22**	0.41**	0.63**	0.07	0.05
	N						233	233	233	216	232	233	233	233	233
IEG3	r						1	0.16**	0.34**	0.15*	-0.04	0.006	0.03	-0.08	-0.04
	N							274	274	257	273	234	233	274	233
IEG11	r							1	0.29**	0.2**	-0.12*	-0.02	-0.02	-0.22**	-0.23**
	N								274	257	273	234	233	274	233
IEG4	r								1	0.07	-0.21**	-0.17**	-0.26**	-0.23**	-0.17**
	N									257	273	234	233	274	233
IEG12	r									1	-0.01	0.14*	0.15*	-0.14**	-0.04
	N										257	217	216	257	216
IEG7	r										1	0.61**	0.40**	0.71**	0.44**
	N											233	232	273	232
IEG15	r											1	0.50**	0.46**	0.29**
	N												234	233	234	233
IEG18	r												1	0.28**	0.33**
	N													233	233
FEV1	r													1	0.40**
	N														361	233
IEG19	r														1
	N															233

**p< 0.01   *p< 0.05

Tab. 35 B Pearsonkorrelationen zwischen den Skalen des Metafaktors kognitive Kontrolle und emotionale Vulnerabilität

		ER3	ER4	ER5	emotionale Vulnerabilität										kognitive Kontrolle im Essverhalten				
					HADSA	HADSD	NEON	IEG20	IEG23	AI	CISS2	IEG7	IEG15	IEG18	IEG19	FEV1
ER3	r	1	0.45**	0.82**	0.36**	0.30**	0.39**	0.32**	0.33**	0.30**	0.33**	0.15**	0.17**	0.10	0.18**	0.08
	N	277	277	277	277	277	274	263	262	274	273	267	229	228	228	277
ER4	r		1	0.86**	0.48**	0.27**	0.49**	0.37**	0.35**	0.19**	0.40**	0.13*	0.24**	0.24**	0.15*	0.05
	N		277	277	277	277	274	263	262	274	273	267	229	228	228	277
ER5	r			1	0.52**	0.35**	0.54**	0.43**	0.41**	0.31**	0.45**	0.17**	0.25**	0.22**	0.18**	0.08
	N			277	277	277	274	263	262	274	273	267	229	228	228	277
HADSA	r				1	0.61**	0.63**	0.39**	0.52**	0.35**	0.46**	0.22**	0.37**	0.34**	0.24**	0.14**
	N				359	359	280	269	268	355	278	273	234	233	233	359
HADSD	r					1	0.44**	0.41**	0.32**	0.36**	0.28**	0.06	0.20**	0.20**	0.12	-0.01
	N					359	280	269	268	355	278	273	234	233	233	359
NEON	r						1	0.46**	0.59**	0.46**	0.66**	0.18**	0.41**	0.38**	0.21**	0.10
	N						280	268	267	279	277	271	233	232	232	280
IEG20	r							1	0.49**	0.37**	0.35**	0.14**	0.33**	0.24**	0.16**	0.09
	N							269	268	268	267	268	234	233	233	269
IEG23	r								1	0.41**	0.46**	0.29**	0.45**	0.43**	0.36**	0.20**
	N								268	267	266	268	233	232	232	268
AI	r									1	0.41**	0.15**	0.28**	0.25**	0.08	0.05
	N									355	277	271	233	232	232	355
CISS2	r										1	0.22**	0.41**	0.29**	0.20**	0.08
	N										278	269	233	232	232	278
IEG7	r											1	0.61**	0.40**	0.44**	0.71**
	N											273	233	232	232	273
IEG15	r												1	0.50**	0.29**	0.46**
	N												234	233	233	234
IEG18	r													1	0.33**	0.28**
	N													233	233	233
IEG19	r														1	0.40**
	N														233	233
FEV1	r															1
	N															361

**p< 0.01 *p< 0.05

Tab. 37 B Pearsonkorrelationen zwischen den Skalen des Metafaktors kognitive Kontrolle und Ressourcenpotential, Vermeidung sowie erfolgreiche Emotionsregulation

		Ressourcenpotential			Vermeidung			erfolgreiche Emotionsregulation					kognitive Kontrolle im Essverhalten			
	AC	NEOG	CISS1	CISS6	CISS3	CISS4	CISS5	ER1	ER2	NEOE	NEOO	IEG7	IEG15	IEG18	IEG19	FEV1
AC r	1	0.35**	0.36**	0.53**	-0.08	0.04	-0.14*	0.27**	-0.01	0.13*	0.03	0.02	-0.13*	-0.09	-0.10	0.04
N	355	279	277	279	277	277	278	274	274	279	279	271	233	232	232	355
NEOG r		1	0.47**	0.32**	-0.06	0.19**	-0.22**	0.30**	0.11*	0.36**	0.003	0.13*	-0.03	-0.04	0.09	0.20**
N		280	277	279	277	277	278	274	274	279	280	271	233	232	232	280
CISS1 r			1	0.42**	0.06	0.24**	-0.07	0.32**	0.14*	0.21**	0.16**	0.07	-0.09	-0.14*	-0.04	0.13*
N			278	278	278	278	278	273	274	277	277	269	233	232	232	278
CISS6 r				1	0.02	0.20**	-0.10	0.41**	0.001	0.24**	0.003	-0.02	-0.15*	-0.13*	-0.07	0.09
N				280	278	278	279	274	274	279	279	271	234	233	233	280
CISS3 r					1	0.76**	0.89**	0.02	0.22**	0.22**	0.06	-0.01	0.009	-0.01	-0.15*	-0.01
N					278	278	278	273	273	277	277	269	233	232	232	278
CISS4 r						1	0.39**	0.19**	0.34**	0.38**	0.12*	0.04	-0.03	-0.03	-0.12	0.09
N						278	278	273	273	277	277	269	233	232	232	278
CISS5 r							1	-0.09	0.08	0.06	0.009	-0.05	0.03	0.003	-0.14*	-0.08
N							279	273	273	278	278	270	234	233	233	279
ER1 r								1	0.48**	0.27**	0.03	-0.05	-0.22**	-0.23**	-0.19**	0.05
N								277	277	274	274	267	229	228	228	277
ER2 r									1	0.29**	0.18**	0.07	-0.003	0.07	-0.03	0.09
N									277	274	274	267	229	228	228	277
NEOE r										1	0.06	0.01	-0.11	-0.08	-0.17**	0.03
N										280	280	271	233	232	232	280
NEOO r											1	-0.03	-0.15*	-0.11	-0.08	-0.01
N											280	271	233	232	232	280
IEG7 r												1	0.61**	0.40**	0.44**	0.71**
N												273	233	232	232	273
IEG15 r													1	0.50**	0.29**	0.46**
N													234	233	233	234
IEG18 r														1	0.33**	0.28**
N														233	233	233
IEG19 r															1	0.40**
N															233	233
FEV1 r																1
N																361

**p< 0.01
*p< 0.05

Tab. 39 B Pearsonkorrelationen zwischen den Skalen des Metafaktors Körperbewertung und emotionale Vulnerabilität

		Körperbewertung						emotionale Vulnerabilität						
		IEG16	FKB1	ER3	ER4	ER5	HADSA	HADSD	NEON	AI	IEG20	IEG23	CISS2
IEG16	r	1	0.31**	-0.02	0.08	0.05	0.08	0.08	0.09	0.13*	0.16*	0.05	0.11
	N	233	232	228	228	228	233	233	232	232	233	232	232
FKB1	r		1	0.24**	0.24**	0.30**	0.34**	0.44**	0.39**	0.27**	0.26**	0.23**	0.30**
	N		280	275	275	275	280	280	278	278	268	267	276
ER3	r			1	0.45**	0.82**	0.36**	0.30**	0.39**	0.30**	0.32**	0.33**	0.33**
	N			277	277	277	277	277	274	274	263	262	273
ER4	r				1	0.86**	0.48**	0.27**	0.49**	0.19**	0.37**	0.35**	0.40**
	N				277	277	277	277	274	274	263	262	273
ER5	r					1	0.52**	0.35**	0.54**	0.31**	0.43**	0.41**	0.45**
	N					277	277	277	274	274	263	262	273
HADSA	r						1	0.61**	0.63**	0.35**	0.39**	0.52**	0.46**
	N						359	359	280	355	269	268	278
HADSD	r							1	0.44**	0.36**	0.41**	0.32**	0.28**
	N							359	280	355	269	268	278
NEON	r								1	0.46**	0.46**	0.59**	0.66**
	N								280	279	268	267	277
AI	r									1	0.37**	0.41**	0.41**
	N									355	268	267	277
IEG20	r										1	0.49**	0.35**
	N										269	268	267
IEG23	r											1	0.46**
	N											268	266
CISS2	r												1
	N												278

** $p < 0.01$
* $p < 0.05$

Tab. 41 B Pearsonkorrelationen zwischen den Skalen des Metafaktors Körperbewertung und essstörungsspezifische Vulnerabilität

		Körperbewertung				essstörungsspezifische Vulnerabilität							
		IEG16	FKB1	IEG2	FEV2	FEV3	IEG3	IEG4	IEG5	IEG11	IEG12	IEG17
IEG16	r	1	0.31546	0.24**	0.31**	0.26**	0.06	-0.06	0.32**	0.15*	0.05	0.27**
	N	233	232	217	233	233	233	233	233	233	216	233
FKB1	r		1	0.24**	0.28**	0.24**	0.11	-0.11	0.27**	0.07	0.11	0.24**
	N		280	256	280	280	272	272	272	272	255	232
IEG2	r			1	0.76**	0.78**	0.51**	0.33**	0.67**	0.49**	0.37**	0.62**
	N			258	258	258	258	258	258	258	257	217
FEV2	r				1	0.70**	0.40**	0.20**	0.76**	0.31**	0.26**	0.64**
	N				361	361	274	274	274	274	257	233
FEV3	r					1	0.31**	0.29**	0.62**	0.49**	0.33**	0.51**
	N					361	274	274	274	274	257	233
IEG3	r						1	0.34**	0.28**	0.16**	0.15*	0.17**
	N						274	274	274	274	257	233
IEG4	r							1	0.33**	0.29**	0.07	-0.01
	N							274	274	274	257	233
IEG5	r								1	0.39**	0.29**	0.60**
	N								274	274	257	233
IEG11	r									1	0.20**	0.25**
	N									274	257	233
IEG12	r										1	0.32**
	N										257	216
IEG17	r											1
	N											233

**p< 0.01
*p< 0.05

Das Essverhalten

Tab. 51B Partialkorrelationen zwischen den Metafaktoren und der parasympathischen Aktivitäten in den jeweiligen Testphasen

		Metafaktoren							parasympathische Aktivitäten in den verschiedenen Testphasen				
		emotionale Vulnerabilität	essstörungs- spezifische Vulnerabilität	kognitive Kontrolle des Ess- verhaltens	Ressourcen- potential	Vermeidung	erfolgreiche Emotions- regulation	Körper- bewertung	Ruhe	mentaler Stress	Erholung 1	physikalischer Stress	Erholung 2
emotionale Vulnerabilität	r	1							-0.11	0.01	-0.12	-0.23	0.07
	df	0							36	36	36	36	36
essstörungsspezifische Vulnerabilität	r	0.17	1						-0.24	-0.26	-0.25	-0.28	-0.37*
	df	26	0						36	36	36	36	36
kognitive Kontrolle des Essverhaltens	r	0.22	-0.29	1					0.05	0.15	0.05	0.14	0.20
	df	26	26	0					36	36	36	36	36
Ressourcenpotential	r	-0.09	-0.56**	-0.05	1				-0.09	-0.05	-0.04	-0.04	-0.19
	df	26	26	26	0				36	36	36	36	36
Vermeidung	r	0.04	0.21	-0.23	-0.42*	1			-0.19	-0.08	-0.18	-0.12	-0.30
	df	26	26	26	26	0			36	36	36	36	36
erfolgreiche Emotions- regulation	r	-0.42*	-0.41*	-0.08	0.56**	-0.04	1		0.18	0.24	0.25	0.22	-0.04
	df	26	26	26	26	26	0		36	36	36	36	36
Körperbewertung	r	0.34	0.47**	-0.03	-0.26	0.09	-0.40*	1	0.05	-0.06	0.01	0.01	0.23
	df	26	26	26	26	26	26	0	36	36	36	36	36
Ruhe	r								1	0.87**	0.96**	0.87**	0.81**
	df								0	36	36	36	36
mentaler Stress	r									1	0.91**	0.86**	0.71**
	df									0	36	36	36
Erholung 1	r										1	0.88**	0.75**
	df										0	36	36
physikalischer Stress	r											1	0.74**
	df											0	36
Erholung 2	r												1
	df												0

**p< 0.01
*p< 0.05

Das Essverhalten

Tab. 52B Partialkorrelationen zwischen den Metafaktoren und der Stressreaktivität beziehungsweise Erholbarkeit in den jeweiligen Testphasen

		Metafaktoren							Stressreaktivität und Erholbarkeit			
		emotionale Vulnerabilität	essstörungsspezifische Vulnerabilität	kognitive Kontrolle des Essverhaltens	Ressourcenpotential	Vermeidung	erfolgreiche Emotionsregulation	Körperbewertung	mentale Stressreaktivität	Erholbarkeit nach mentalem Stress	physikalische Stressreaktivität	Erholbarkeit nach physikalischer Stress
emotionale Vulnerabilität	r	1	0.17	0.22	-0.09	0.04	-0.42*	0.34	0.25	0.32*	-0.23	-0.43**
	df	0	26	26	26	26	26	26	36	36	36	36
essstörungsspezifische Vulnerabilität	r		1	-0.29	-0.56**	0.21	-0.41*	0.47**	0.02	0.05	-0.08	0.1
	df		0	26	26	26	26	26	36	36	36	36
kognitive Kontrolle des Essverhaltens	r			1	-0.05	-0.23	-0.08	-0.03	0.18	0.21	0.2	-0.06
	df			0	26	26	26	26	36	36	36	36
Ressourcenpotential	r				1	-0.42*	0.56**	-0.26	0.11	0	-0.01	0.19
	df				0	26	26	26	36	36	36	36
Vermeidung	r					1	-0.04	0.09	0.24	0.27	0.11	0.23
	df					0	26	26	36	36	36	36
erfolgreiche Emotionsregulation	r						1	-0.40*	0.08	-0.09	-0.06	0.37*
	df						0	26	36	36	36	36
Körperbewertung	r							1	-0.2	-0.15	-0.001	-0.3
	df							0	36	36	36	36
mentale Stressreaktivität	r								1	0.84**	0.18	0.17
	df								0	36	36	36
Erholbarkeit nach mentalem Stress	r									1	0.32*	-0.04
	df									0	36	36
physikalische Stressreaktivität	r										1	0.39*
	df										0	36
Erholbarkeit nach physikalischem Stress	r											1
	df											0

**p< 0.01
*p< 0.05

Tab. 53 Partialkorrelationen zwischen den Metafaktoren und der Stressreaktivität beziehungsweise Erholbarkeit in den jeweiligen Testphasen

		Metafaktoren							Stressreaktivität und Erholbarkeit			
		emotionale Vulnerabilität	essstörungs- spezifische Vulnerabilität	kognitive Kontrolle des Essverhaltens	Ressourcen- potential	Vermeidung	erfolgreiche Emotions- regulation	Körper- bewertung	mentale Stress- reaktivität	Erholbarkeit nach menta- lem Stress	physikalische Stress- reaktivität	Erholbarkeit nach physika- lischer Stress
emotionale Vulnerabilität	r	1	0.17	0.22	-0.09	0.04	-0.42*	0.34	0.25	0.32*	-0.23	-0.43**
	df	0	26	26	26	26	26	26	36	36	36	36
essstörungsspezifische Vulnerabilität	r		1	-0.29	-0.56**	0.21	-0.41*	0.47**	0.02	0.05	-0.08	0.1
	df		0	26	26	26	26	26	36	36	36	36
kognitive Kontrolle des Essverhaltens	r			1	-0.05	-0.23	-0.08	-0.03	0.18	0.21	0.2	-0.06
	df			0	26	26	26	26	36	36	36	36
Ressourcenpotential	r				1	-0.42*	0.56**	-0.26	0.11	0	-0.01	0.19
	df					26	26	26	36	36	36	36
Vermeidung	r					1	-0.04	0.09	0.24	0.27	0.11	0.23
	df					0	26	26	36	36	36	36
erfolgreiche Emotionsre- gulation	r						1	-0.40*	0.08	-0.09	-0.06	0.37*
	df						0	26	36	36	36	36
Körperbewertung	r							1	-0.2	-0.15	-0.001	-0.3
	df							0	36	36	36	36
mentale Stressreaktivität	r								1	0.84**	0.18	0.17
	df								0	36	36	36
Erholbarkeit nach men- talem Stress	r									1	0.32*	-0.04
	df									0	36	36
physikalische Stressre- aktivität	r										1	0.39*
	df										0	36
Erholbarkeit nach physi- kalischem Stress	r											1
	df											0

**p< 0.01
*p< 0.05

Tab. 54 B Partialkorrelationen von neuroendokrinen Werten und den Skalen der emotionalen Vulnerabilität

		Glucose	Insulin	Leptin	ER3	ER4	ER5	HADSA	HADSD	NEON	AI	IEG20	IEG23	CISS2	M	SD
									emotionale Vulnerabilität							
Glucose	r	1	0.45*	0.07	0.15	-0.05	0.13	0.14	0.24	0.12	0.14	0.35	0.25	0.04	5.28	0.72
	df		27	27	27	27	27	27	27	27	27	27	27	27		
Insulin	r		1	0.20	-0.07	-0.02	0.01	0.18	0.19	0.45*	0.12	0.19	0.26	0.23	21.30	13.43
	df			27	27	27	27	27	27	27	27	27	27	27		
Leptin	r			1	-0.23	-0.02	-0.20	-0.27	-0.04	0.20	-0.06	0.07	0.05	0.36*	40.10	23.05
	df				27	27	27	27	27	27	27	27	27	27		
ER3	r				1	-0.15	0.71	0.29	0.16	0.03	0.43*	0.19	0.37*	0.13	-0.08	0.87
	df					27	27	27	27	27	27	27	27	27		
ER4	r					1	0.55**	0.46*	0.36	0.38*	0.11	0.48**	0.09	-0.19	0.26	0.75
	df						27	27	27	27	27	27	27	27		
ER5	r						1	0.60**	0.45**	0.36*	0.50**	0.52**	0.46*	0.03	0.11	0.63
	df							27	27	27	27	27	27	27		
HADSA	r							1	0.51**	0.40*	0.2	0.35	0.50**	0.06	0.31	1.06
	df								27	27	27	27	27	27		
HADSD	r								1	0.19	0.34	0.46*	0.25	0.03	-0.05	0.98
	df									27	27	27	27	27		
NEON	r									1	0.37*	0.42**	0.44*	0.33	0.11	0.93
	df										27	27	27	27		
AI	r										1	0.52**	0.53**	0.05	-0.13	0.97
	df											27	27	27		
IEG20	r											1	0.29	-0.14	0.20	0.82
	df												27	27		
IEG23	r												1	0.26	0.28	0.97
	df													27		
CISS2	r													1	0.09	0.95
	df															

**p< 0.01
*p< 0.05

Tab. 55B Partialkorrelationen neuroendokrine Messwerte und essstörungsspezifische Vulnerabilität

		Glucose	Insulin	Leptin	FEV2	FEV3	IEG2	IEG3	IEG4	IEG5	IEG11	IEG12	IEG17	M	SD
Glucose	r	1	0.40	-0.20	-0.16	0.03	-0.06	0.04	-0.03	-0.15	-0.09	0.18	-0.14	5.36	0.77
	df		19	19	19	19	19	19	19	19	19	19	19		
Insulin	r		1	-0.14	0.21	0.25	0.05	0.17	-0.05	-0.16	-0.13	0.23	-0.04	22.22	12.80
	df			19	19	19	19	19	19	19	19	19	19		
Leptin	r			1	0.57**	0.61**	0.42	0.30	0.59**	0.46*	0.34	0.02	0.07	43.19	24.99
	df				19	19	19	19	19	19	19	19	19		
FEV2	r				1	0.64**	0.75**	0.59**	0.43*	0.69**	0.06	0.03	0.58**	9.83	3.96
	df					19	19	19	19	19	19	19	19		
FEV3	r					1	0.62**	0.44*	0.52*	0.56**	0.36	0.25	0.19	8.26	4.72
	df						19	19	19	19	19	19	19		
IEG2	r						1	0.83**	0.43*	0.77**	0.10	0.13	0.70**	26.00	12.30
	df							19	19	19	19	19	19		
IEG3	r							1	0.54*	0.54*	0.08	0.23	0.53*	10.17	6.05
	df								19	19	19	19	19		
IEG4	r								1	0.33	0.32	-0.09	0.07	11.30	4.83
	df									19	19	19	19		
IEG5	r									1	0.00	0.10	0.69**	31.48	16.14
	df										19	19	19		
IEG11	r										1	-0.27	-0.09	9.00	3.46
	df											19	19		
IEG12	r											1	0.09	2.70	2.60
	df												19		
IEG17	r												1	6.83	4.74
	df														

**p< 0.01
*p< 0.05

Das Essverhalten

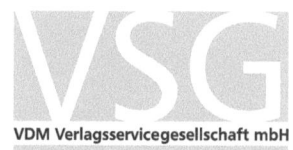

Die VDM Verlagsservicegesellschaft sucht für wissenschaftliche Verlage abgeschlossene und herausragende

Dissertationen, Habilitationen, Diplomarbeiten, Master Theses, Magisterarbeiten usw.

für die kostenlose Publikation als Fachbuch.

Sie verfügen über eine Arbeit, die hohen inhaltlichen und formalen Ansprüchen genügt, und haben Interesse an einer honorarvergüteten Publikation?

Dann senden Sie bitte erste Informationen über sich und Ihre Arbeit per Email an *info@vdm-vsg.de*.

Sie erhalten kurzfristig unser Feedback!

VDM Verlagsservicegesellschaft mbH
Dudweiler Landstr. 99   Telefon +49 681 3720 174
D - 66123 Saarbrücken   Fax   +49 681 3720 1749
www.vdm-vsg.de

Die VDM Verlagsservicegesellschaft mbH vertritt

 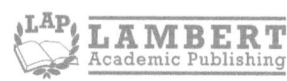 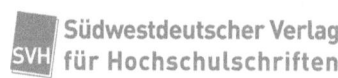

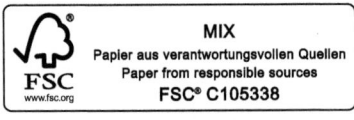

Printed by Books on Demand GmbH, Norderstedt / Germany